2024 年
国家医疗服务与质量安全报告
——药事管理分册

国家药事管理专业医疗质量控制中心

王　凯　主编

科学出版社

北　京

内 容 简 介

本书由国家药事管理专业医疗质量控制中心组织编写。全书分为四个部分。第一部分简述了药事管理专业质量控制工作概况；第二部分介绍了本次药事管理专业质量控制工作调查方案；第三部分详述了药事管理专业质量控制工作调查结果，包括药学人员配置现状、药学服务管理现状、用药安全管理现状、合理用药管理现状，对我国医疗机构药事管理工作的总体发展现状和质量控制情况进行了分析表述；第四部分进行了药事管理专业质量控制工作总结，并阐述了未来的工作重点，旨在为各级卫生健康行政部门和各级各类医疗机构制定政策、开展工作提供参考。

本书内容是基于调研数据的分析报告，其全部数据来自于2024年度全国医疗质量数据抽样调查中的药事管理专业相关调查指标数据。国家药事管理专业医疗质量控制中心组织相关专家，对数据进行统计分析并撰写调研报告，以图书的形式分享给同行。

本书适用于医疗机构药学人员、医院管理人员、卫生健康行政部门的管理人员及相关专业人员阅读参考。

图书在版编目（CIP）数据

2024年国家医疗服务与质量安全报告. 药事管理分册 / 王凯主编. -- 北京：科学出版社，2025.3. -- ISBN 978-7-03-081803-4

Ⅰ. R197.1；R95

中国国家版本馆CIP数据核字第2025SZ6310号

责任编辑：路　弘 / 责任校对：张　娟
责任印制：师艳茹 / 封面设计：龙　岩

科学出版社 出版
北京东黄城根北街16号
邮政编码：100717
http://www.sciencep.com

北京中科印刷有限公司印刷
科学出版社发行　各地新华书店经销

*

2025 年 3 月第 一 版　开本：787×1092　1/16
2025 年 3 月第一次印刷　印张：9 1/2
字数：250 000

定价：125.00 元
（如有印装质量问题，我社负责调换）

编写专家组

主　编　王　凯

副主编　赵颖波　孙路路

编　委　（以姓氏笔画为序）

于鲁海　新疆维吾尔自治区人民医院

王　欣　首都医科大学宣武医院

王永庆　江苏省人民医院

王建华　新疆医科大学第一附属医院

王建青　安徽省公共卫生临床中心（安徽医科大学第一附属
　　　　医院北区）

王晓玲　首都医科大学附属北京儿童医院

王婧雯　空军军医大学第一附属医院

王新春　石河子大学第一附属医院

文爱东　空军军医大学第一附属医院

左笑丛　中南大学湘雅三医院

卢晓阳　浙江大学医学院附属第一医院

史天陆　中国科学技术大学附属第一医院（安徽省立医院）

史雪霞　青海大学附属医院

冯　欣　首都医科大学附属北京妇产医院

吕红梅　国家卫生健康委医院管理研究所

朱建国　苏州大学附属第一医院

多布拉　日喀则市人民医院

刘　东　华中科技大学同济医学院附属同济医院

刘　韶　中南大学湘雅医院

刘世坤　中南大学湘雅三医院

刘安昌　山东大学齐鲁医院

刘启兵　海南医科大学第一附属医院

刘茂柏　福建医科大学附属协和医院

苏　丹　中国科学技术大学附属第一医院（安徽省立医院）

杨　勇　四川省医学科学院·四川省人民医院

杨宏昕　内蒙古自治区人民医院

杨毅恒　北京大学第三医院

李　洁　湖州市中心医院

李　静　青岛大学附属医院

李亦蕾　南方医科大学南方医院

李国涛　济宁市第一人民医院

李国辉　中国医学科学院肿瘤医院

李晓宇　复旦大学附属中山医院

吴　晖　昆明医科大学第一附属医院

吴玉波　哈尔滨医科大学附属第四医院

邱　峰　重庆医科大学附属第一医院

何金汗　四川大学华西医院

宋燕青　吉林大学第一医院

张　弋　天津市第一中心医院

张　波　北京协和医院

张　峻　昆明医科大学第一附属医院

张　健　上海交通大学医学院附属新华医院

张伶俐　四川大学华西第二医院

张淑慧　河北省人民医院

陈　孝　中山大学附属第一医院

陈　杰　中山大学附属第一医院

陈　琦　贵州省人民医院

陈　熙　国家卫生健康委医院管理研究所

陈晓宇　广西壮族自治区人民医院

林立坤　西南医科大学附属中医医院

林厚文　上海交通大学医学院附属仁济医院

林翠鸿　福建医科大学附属第一医院

周　权　浙江大学医学院附属第二医院

府裕琦　国家卫生健康委医院管理研究所

封卫毅　西安交通大学第一附属医院

赵　彬　北京协和医院

胡幼红　郑州大学第一附属医院

钟明康　复旦大学附属华山医院

段金菊　山西医科大学第二医院

侯锐钢　山西医科大学第二医院

姜　玲　中国科学技术大学附属第一医院（安徽省立医院）

高　华　宁夏医科大学总医院

郭玉金　济宁市第一人民医院

海　鑫　哈尔滨医科大学附属第一医院

黄品芳　福建医科大学附属第一医院

菅凌燕　中国医科大学附属盛京医院

梅　丹　北京协和医院

葛　斌　甘肃省人民医院

董　梅　哈尔滨医科大学附属肿瘤医院

董占军　河北省人民医院

谢　娟　贵州省人民医院

楼小亮　南昌大学第四附属医院

赖伟华　广东省人民医院

蔡　爽　中国医科大学附属第一医院

蔡本志　哈尔滨医科大学附属第二医院

翟所迪　北京大学第三医院

缪丽燕　苏州大学附属第一医院

潘　杰　苏州大学附属第二医院

穆殿平　天津市第一中心医院

前　言

为促进医院药学高质量发展，提升合理用药水平，保障人民群众用药安全，国家药事管理专业医疗质量控制中心采集了 2024 年度全国医疗质量数据抽样调查中的药事管理专业相关调查指标数据，并组织编制了《2024 年国家医疗服务与质量安全报告——药事管理分册》。通过对客观数据的多层次分析，呈现了我国二级及以上医疗机构药事管理专业医疗服务与质量安全的基本情况。本书内容涵盖医疗机构药学人员配置、药学服务管理、用药安全管理、合理用药管理等不同维度药事管理工作的质量情况，全面展现了当前我国医疗机构药事管理的形势与现状，为进一步提升医疗质量与患者安全管理的科学化、精细化水平提供了坚实的数据基础和循证依据。

本书还针对历年来我国药事管理工作的薄弱环节和共性问题以及"提高住院患者静脉输液规范使用率"等国家医疗质量安全改进目标进行了专项分析，分析结果可为卫生健康行政部门制定药事管理政策提供参考依据。

国家药事管理专业医疗质量控制中心自 2019 年起每年编制《国家医疗服务与质量安全报告——药事管理分册》，《2024 年国家医疗服务与质量安全报告——药事管理分册》数据填报过程中，我们得到了各级卫生健康行政部门、各级药事管理专业医疗质量控制中心和各医疗机构的大力支持和积极配合。在此，我们向积极报送医疗质量数据的医疗机构以及参与数据分析、撰写、审校、编辑工作的所有专家、学者和工作人员表示衷心的感谢。由于编者水平有限，加之时间紧迫，内容中的偏颇之处在所难免。国家药事管理专业医疗质量控制中心的挂靠单位为国家卫生健康委医院管理研究所。欢迎广大读者对内容中的不足之处提出宝贵意见，以便我们不断优化完善相关工作。

国家药事管理专业医疗质量控制中心

2025 年 3 月

目 录

第一部分　药事管理专业质量控制工作概况

医疗机构药事管理是医疗管理的重要组成部分，加强医疗机构药事管理，是建立健全现代医院管理制度的重要内容，是提高医疗卫生服务综合监管的重要举措。近年来，我国药事管理能力不断提高，药事管理质控工作网络建设不断完善，合理用药水平逐步提升。截至2024年底，全国31个省（自治区、直辖市）及新疆生产建设兵团均成立了医疗机构药事管理相关的质量控制中心（以下简称"质控中心"），现有省级质控中心33个，地市级质控中心400个，县级质控中心1481个。国家药事管理专业医疗质量控制中心基于省、市、县三级质控中心网络，每年组织药事管理专业质量控制工作抽样调查，并对数据进行汇总分析，形成《2024年国家医疗服务与质量安全报告——药事管理分册》，分享给药学专业人士及各级卫生健康行政部门领导，以促进合理用药和提升医疗质量。

为进一步加强医疗质量安全管理，持续提升医疗质量安全管理科学化、精细化水平，构建优质高效的医疗质量管理与控制体系，国家卫生健康委办公厅于2024年2月发布了《关于印发2024年国家医疗质量安全改进目标的通知》（国卫办医政函〔2024〕40号）。该通知在前期工作的基础上明确了2024年国家医疗质量安全改进目标，并制定了2024年各专业质控工作改进目标（附录一）。

为了落实2024年国家医疗质量安全改进目标中的"提高住院患者静脉输液规范使用率"要求，2024年药事管理专业抽样调查指标在2015—2023年全国医疗机构药事管理质控数据上报工作的基础上进行了进一步的完善，主要增加了提高住院患者静脉输液规范使用率方面的7项指标。

第二部分 药事管理专业质量控制工作调查方案

一、调查范围

各省（自治区、直辖市）及新疆生产建设兵团全部二级及以上医院、口腔医院、肿瘤医院、儿童医院、精神病医院、传染病医院、心血管医院、血液病医院、皮肤病医院、整形外科医院、康复医院、妇产科医院、妇幼保健院及其他专科医院和中医类别医院 2023 年 1 月 1 日至 2023 年 12 月 31 日与药事管理相关的医疗质量数据信息。

二、调查方法

本次调查采用网络调查的形式，各相关医疗机构登录 www.ncis.cn 网站"全国医疗质量数据抽样调查"专栏，填报数据。

三、调查指标

一级指标有 4 项，分别为药学人员配置、药学服务管理、用药安全管理及合理用药管理。每项一级指标里有若干项二级指标，共有 29 项二级指标。

1. **药学人员配置** 包括药学专业技术人员占比 *、每百张床位药学专业技术人员数 *、药师与医师之比 *、每百张床位临床药师人数 *4 项二级指标。

2. **药学服务管理** 包括住院患者药学监护率 *、药学门诊开展情况、冷链药品管理情况、患者自带输注药品管理情况、静脉用药调配中心情况 5 项二级指标。

3. **用药安全管理** 包括用药错误报告率 *、严重或新的药品不良反应上报率、严重或新的药品不良反应上报占比 *3 项二级指标。

4. **合理用药管理** 包括处方审核工作开展情况、处方审核率 *、处方点评率 *、门诊处方合格率 *、重点监控合理用药药品消耗金额占比 *、患者次均药费 *、住院患者静脉输液使用率 *、住院患者平均每床日静脉输液使用数量 *、住院患者平均每床日静脉输液使用体积 *、住院患者中药注射剂静脉输液使用率 *、住院患者抗菌药物注射剂静脉输液使用率 *、住院患者质子泵抑制药注射剂静脉使用率 *、住院患者止吐药注射剂静脉输液使用率 *、急诊患者糖皮质激素静脉输液使用率 *、住院患者抗菌药物使用率 *、住院患者抗菌药物使用强度 *、住院患者特殊使用级抗菌药物使用量占比 *17 项二级指标。

以上带"*"标识的为国家药事管理专业质量控制调查指标，未带"*"标识的为情况调研指标，指标填报说明见附录二。

四、数据筛选规则

根据 2023 年度数据上报情况，选择有效数据占比≥60% 的医院作为样本医院。本调查报告共涉及 29 项二级指标，每项二级指标纳入计算的医院数量需根据纳排标准在样本医院中进一步筛选，具体纳排标准见附录三。

1. **缺失数据处理** 若某医院某项原始指标数据存在缺失值，则该医院与该项原始数据相关的二级指标不纳入统计。

2. **错误数据处理** 若某医院某项原始指标数据明显与事实情况不符、数据量级不合理，则该医院与该项原始数据相关的二级指标不纳入统计；若某医院某二级指标计算结果与事实不符，则该医院该项二级指标不纳入统计。

五、指标计算方法

按照附录三各项二级指标的计算公式，将筛选合格的数据套用对应指标的计算公式，计算出各医院的各项二级指标数值。

六、统计学方法

采用算数平均值法和中位数法两种统计学方法，统计二级指标数据（根据纳排标准筛选后的数据）的全国总体水平。

1. 平均值法 利用 Excel 软件计算二级指标数据的算术平均值，并绘制柱状图来描述数据的集中趋势。平均值法能够反映数据的整体水平，但是容易受到极端值（异常值）的影响，更适用于正态分布的数据统计。

2. 中位数法 利用 R 语言等统计软件，计算二级指标数据的中位数值，并绘制箱线图来描述各项指标的中位数和离散程度。箱线图中，箱子上边缘为 75% 分位数（Q3），表示数据中 75% 的值低于这个数值；箱子下边缘为 25% 分位数（Q1），表示数据中 25% 的值低于这个数值；箱子的高度为四分位距（IQR），即 Q3 − Q1，反映了数据中间 50% 的离散程度；箱子内的横线为数据的 50% 分位数（中位数）。箱位图的上触须通常延伸到数据的最大值，但不超过 Q3+1.5×IQR，下触须通常延伸到数据的最小值，但不低于 Q1 − 1.5×IQR；若有超出触须范围的数据点用圆圈标记，代表数据的异常值（二级指标数据统计结果显示无异常值）。中位数法不受极端值的影响，更能反映数据的"中间水平"，更适用于偏态分布的数据统计。

七、抽样医院数量及样本医院数量

根据全国医疗质量数据抽样调查平台上报结果，全国 31 个省（自治区、直辖市）及新疆生产建设兵团（在数据统计中均统称为省份，内蒙古自治区、广西壮族自治区、西藏自治区、宁夏回族自治区、新疆维吾尔自治区分别简称为内蒙古、广西、西藏、宁夏、新疆；新疆生产建设兵团简称为兵团）的 6597 家医院参与了药事管理专业数据的填报工作，各省份填报数据的医院数量见图 1。根据 2023 年度数据上报情况，有效数据占比 ≥ 60% 的医院，全国共计 6535 家医院被纳入样本医院（占 99.06%），见图 2，其中公立医院 5146 家，民营医院 1389 家。在 5146 家公立医院中，三级公立医院有 1854 家，二级公立医院有 3292 家；而在 1389 家民营医院中，三级民营医院有 178 家，二级民营医院有 1211 家。

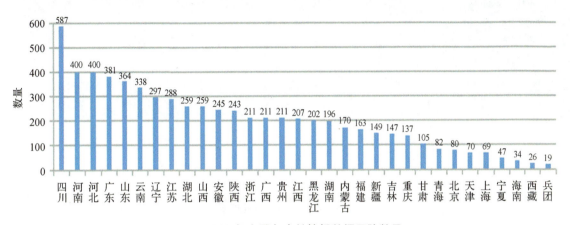

图1 2023年全国各省份填报数据医院数量

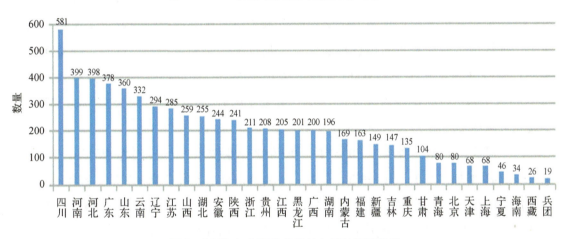

图2 2023年全国各省份纳入统计医院数量

第三部分　药事管理质量控制工作调查结果

一、药学人员配置

1.药学专业技术人员情况　药学专业技术人员占比是指药学专业技术人员数占同期医疗机构卫生专业技术人员总数的比例，是反映医院药事管理质量的重要基础指标之一。2023年度纳入统计的6535家样本医院总数中，该项指标数据填报有效的医院为6485家（纳入该项指标的统计），其中三级公立医院1844家，二级公立医院3271家，三级民营医院177家，二级民营医院1193家。

（1）平均值法统计结果：2023年全国药学专业技术人员占比为4.31%，较2022年（4.30%）增加了0.01个百分点，其中三级公立医院、二级公立医院、三级民营医院、二级民营医院药学专业技术人员占比分别为4.05%、4.76%、4.10%和5.06%，见图3。从这些数据可以看出，三级医院药学专业技术人员占比低于二级医院，反映出三级医院药学专业技术人员更为紧缺。

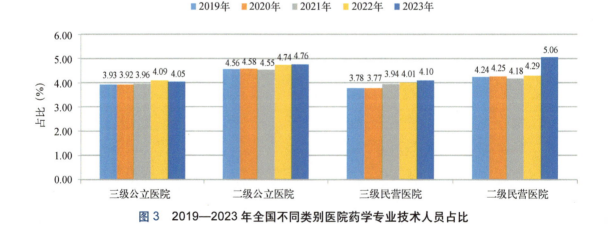

图3　2019—2023年全国不同类别医院药学专业技术人员占比

（2）中位数法统计结果：2023年全国药学专业技术人员占比中位数为4.55%，其中三级公立医院、二级公立医院、三级民营医院、二级民营医院药学专业技术人员占比中位数分别为 4.04%、4.81%、3.88% 和 5.26%，见图 4。

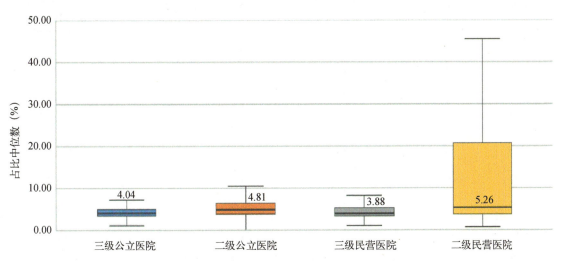

图 4　全国不同类别医院药学专业技术人员占比中位数

以省份为单位进行统计，全国三级公立医院和二级公立医院药学专业技术人员占比平均水平分别为 4.05% 和 4.76%，见图 5、表 1 及图 6、表 2。三级公立医院药学专业技术人员占比最高的省份为西藏（5.88%），最低的省份为贵州（3.25%）和陕西（3.25%）；二级公立医院药学专业技术人员占比最高的省份为天津（6.30%），最低的省份为贵州（3.50%）。

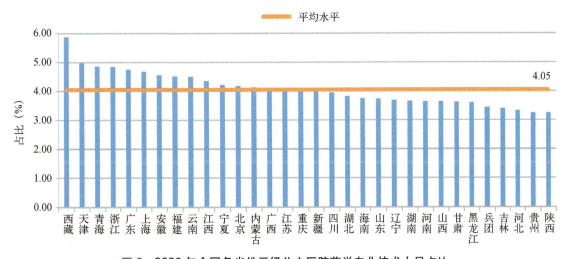

图 5　2023 年全国各省份三级公立医院药学专业技术人员占比

表 1　2023 年全国各省份三级公立医院药学专业技术人员占比

省份	纳入医院数量	药学专业技术人员占比（%）	省份	纳入医院数量	药学专业技术人员占比（%）
安徽	83	4.56	江西	59	4.37
北京	43	4.18	辽宁	89	3.68
兵团	13	3.44	内蒙古	37	4.14
福建	47	4.52	宁夏	11	4.22
甘肃	38	3.63	青海	15	4.86
广东	137	4.75	山东	98	3.74
广西	60	4.11	山西	39	3.64
贵州	44	3.25	陕西	41	3.25
海南	15	3.75	上海	31	4.69
河北	57	3.33	四川	191	3.94
河南	104	3.64	天津	30	4.98
黑龙江	54	3.61	西藏	3	5.88
湖北	107	3.83	新疆	32	3.97
湖南	63	3.65	云南	60	4.50
吉林	30	3.40	浙江	78	4.85
江苏	96	4.08	重庆	29	3.98

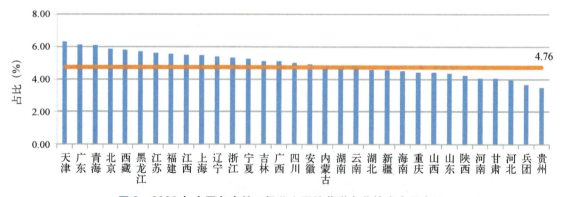

图 6　2023 年全国各省份二级公立医院药学专业技术人员占比

表2 2023年全国各省份二级公立医院药学专业技术人员占比

省份	纳入医院数量	药学专业技术人员占比（%）	省份	纳入医院数量	药学专业技术人员占比（%）
安徽	78	4.93	江西	109	5.51
北京	23	5.86	辽宁	106	5.39
兵团	6	3.66	内蒙古	113	4.75
福建	82	5.56	宁夏	26	5.25
甘肃	59	4.07	青海	59	6.10
广东	184	6.12	山东	195	4.37
广西	119	5.12	山西	179	4.42
贵州	96	3.50	陕西	154	4.23
海南	15	4.52	上海	37	5.48
河北	241	3.97	四川	213	5.01
河南	196	4.08	天津	26	6.30
黑龙江	117	5.70	西藏	23	5.80
湖北	112	4.59	新疆	109	4.56
湖南	91	4.71	云南	179	4.70
吉林	69	5.13	浙江	109	5.33
江苏	97	5.63	重庆	50	4.43

2.每百张床位药学专业技术人员数 2023年度纳入统计的6535家样本医院总数中，该项数据填报有效的医院为6414家（纳入该项指标的统计），其中三级公立医院1845家，二级公立医院3249家，三级民营医院176家，二级民营医院1144家。

（1）平均值法统计结果：2023年，全国每百张床位药学专业技术人员数量为4.82人，较2022年（4.98人）减少了0.16人，其中三级公立医院、二级公立医院、三级民营医院、二级民营医院每百张床位药学专业技术人员数量分别为4.85人、5.01人、4.45人和3.84人，公立医院每百张床位药学专业技术人员数量略高于民营医院，见图7。

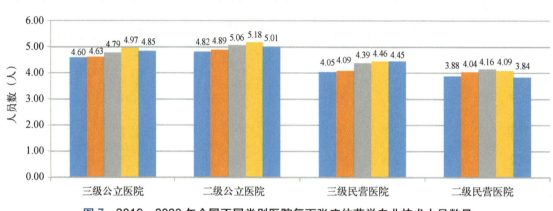

图 7　2019—2023 年全国不同类别医院每百张床位药学专业技术人员数量

（2）中位数法统计结果：2023 年全国每百张床位药学专业技术人员数量的中位数为 4.77 人，其中三级公立医院、二级公立医院、三级民营医院、二级民营医院全国每百张床位药学专业技术人员数中位数分别为 4.80 人、5.08 人、4.36 人和 4.00 人，见图 8。

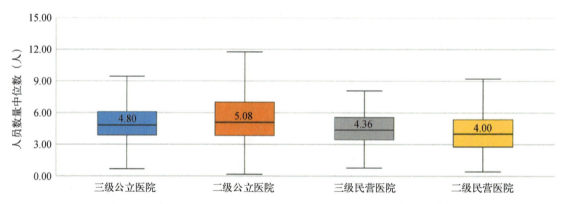

图 8　2023 年全国不同类别医院每百张床位药学专业技术人员数中位数

以省份为单位进行统计，全国三级公立医院和二级公立医院每百张床位药学专业技术人员数平均水平分别为 4.85 人和 5.01 人，见图 9、表 3 及图 10、表 4。三级公立医院每百张床位药学专业技术人员数最多的省份为上海（7.44 人），最少的省份为黑龙江（3.54 人）；二级公立医院每百张床位药学专业技术人员数最多的省份为天津（10.35 人），最少的省份为兵团（3.76 人）。

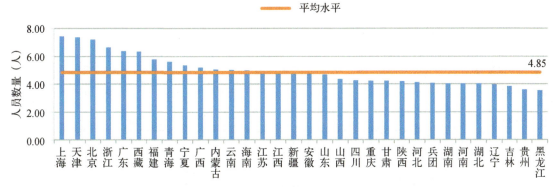

图 9　2023 年全国各省份三级公立医院每百张床位药学专业技术人员数

表 3　2023 年全国各省份三级公立医院每百张床位药学专业技术人员数

省份	纳入医院数量	每百张床位药学专业技术人员数	省份	纳入医院数量	每百张床位药学专业技术人员数
安徽	82	4.76	江西	59	4.92
北京	43	7.23	辽宁	88	3.98
兵团	13	4.08	内蒙古	37	5.06
福建	47	5.78	宁夏	11	5.37
甘肃	38	4.23	青海	15	5.64
广东	137	6.38	山东	97	4.69
广西	60	5.21	山西	39	4.36
贵州	44	3.62	陕西	41	4.22
海南	15	5.00	上海	31	7.44
河北	57	4.15	四川	191	4.26
河南	104	4.03	天津	30	7.39
黑龙江	51	3.54	西藏	3	6.37
湖北	107	4.03	新疆	33	4.77
湖南	64	4.06	云南	60	5.02
吉林	31	3.83	浙江	79	6.66
江苏	96	4.96	重庆	39	4.24

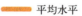
平均水平

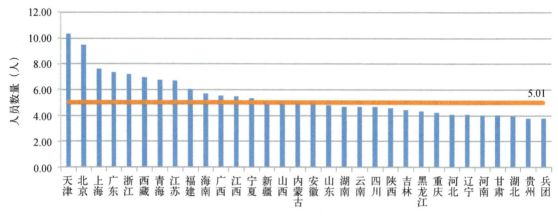

图 10　2023 年全国各省份二级公立医院每百张床位药学专业技术人员数

表 4　2023 年全国各省份二级公立医院每百张床位药学专业技术人员数

省份	纳入医院数量	每百张床位药学专业技术人员数	省份	纳入医院数量	每百张床位药学专业技术人员数
安徽	77	4.90	江西	109	5.48
北京	23	9.46	辽宁	101	4.08
兵团	5	3.76	内蒙古	112	5.09
福建	83	6.04	宁夏	26	5.36
甘肃	59	4.02	青海	58	6.77
广东	184	7.34	山东	196	4.81
广西	116	5.56	山西	179	5.16
贵州	95	3.79	陕西	153	4.58
海南	15	5.72	上海	36	7.62
河北	240	4.09	四川	209	4.69
河南	196	4.05	天津	25	10.35
黑龙江	116	4.34	西藏	23	6.95
湖北	109	3.93	新疆	108	5.19
湖南	93	4.71	云南	179	4.70
吉林	68	4.45	浙江	108	7.23
江苏	98	6.69	重庆	50	4.24

3. 药师与医师之比　药师与医师之比是反映医院药学工作需求满足程度的重要指标。2023 年度纳入统计的 6535 家样本医院总数中，该项指标数据填报有效的医院为6156 家（纳入该项指标的统计），其中三级公立医院 1822 家，二级公立医院 3122 家，三级民营医院 165 家，二级民营医院 1047 家。

（1）平均值法统计结果：2023 年，全国药师与医师之比为 1∶8.34，其中三级公立医院、二级公立医院、三级民营医院、二级民营医院药师与医师之比分别为 1∶8.84、1∶7.48、1∶8.59、1∶7.87，见图 11。

（2）中位数法统计结果：2023 年，全国药师与医师之比中位数为 1∶7.76，其中三级公立医院、二级公立医院、三级民营医院、二级民营医院药学专业技术人员占比中位数分别为 1∶8.70、1∶7.20、1∶8.69、1∶7.27，见图 12。

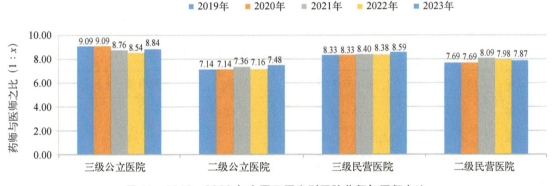

图 11　2019—2023 年全国不同类别医院药师与医师之比

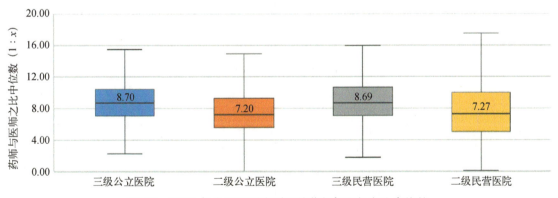

图 12　2023 年全国不同类别医院药师与医师之比中位数

以省份为单位进行统计，全国三级公立医院和二级公立医院药师与医师之比平均水平分别为 1∶8.84 和 1∶7.48，见图 13、表 5 及图 14、表 6。三级公立医院药师与医师之比最高的省份为河北（1∶11.67），最低的省份为西藏（1∶6.33）；二级公

13

立医院药师与医师之比最高的省份为贵州（1：10.45），最低的省份为广东（1：5.68）。

平均水平

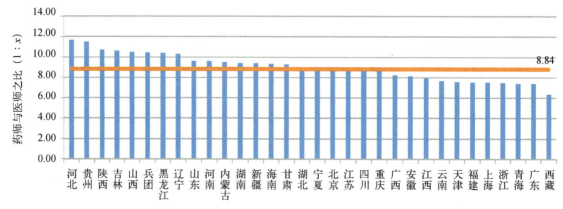

图 13　2023 年全国各省份三级公立医院药师与医师之比

表 5　2023 年全国各省份三级公立医院药师与医师之比

省份	纳入医院数量	药师与医师之比	省份	纳入医院数量	药师与医师之比
安徽	81	1：8.16	江西	57	1：7.93
北京	43	1：8.87	辽宁	88	1：10.34
兵团	13	1：10.45	内蒙古	36	1：9.53
福建	47	1：7.53	宁夏	11	1：8.98
甘肃	38	1：9.30	青海	14	1：7.41
广东	135	1：7.39	山东	98	1：9.63
广西	60	1：8.24	山西	38	1：10.48
贵州	43	1：11.49	陕西	41	1：10.73
海南	14	1：9.33	上海	31	1：7.53
河北	57	1：11.67	四川	188	1：8.73
河南	101	1：9.62	天津	30	1：7.56
黑龙江	53	1：10.41	西藏	3	1：6.33
湖北	106	1：8.98	新疆	31	1：9.45
湖南	62	1：9.45	云南	60	1：7.67
吉林	30	1：10.64	浙江	78	1：7.49
江苏	96	1：8.83	重庆	39	1：8.69

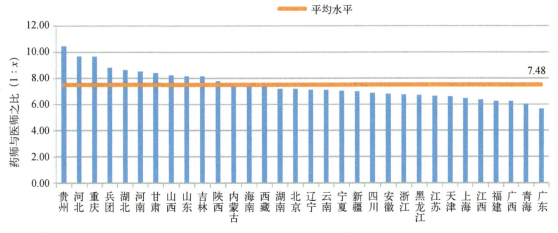

图 14 2023 年全国各省份二级公立医院药师与医师之比

表 6 2023 年全国各省份二级公立医院药师与医师之比

省份	纳入医院数量	药师与医师之比	省份	纳入医院数量	药师与医师之比
安徽	76	1：6.82	江西	105	1：6.35
北京	22	1：7.18	辽宁	94	1：7.11
兵团	5	1：8.82	内蒙古	106	1：7.65
福建	80	1：6.24	宁夏	26	1：7.00
甘肃	56	1：8.42	青海	50	1：6.04
广东	181	1：5.68	山东	192	1：8.18
广西	116	1：6.24	山西	173	1：8.22
贵州	89	1：10.45	陕西	150	1：7.78
海南	15	1：7.48	上海	36	1：6.46
河北	232	1：9.70	四川	205	1：6.87
河南	188	1：8.54	天津	25	1：6.59
黑龙江	107	1：6.70	西藏	21	1：7.40
湖北	105	1：8.66	新疆	100	1：6.99
湖南	85	1：7.20	云南	172	1：7.10
吉林	62	1：8.16	浙江	106	1：6.73
江苏	95	1：6.64	重庆	48	1：9.65

4. 每百张床位临床药师人数 临床药师是指以系统药学专业知识为基础，并具有一定医学和相关专业基础知识与技能，直接参与临床用药，促进药物合理应用和保护患者用药安全的药学专业技术人员。每百张床位临床药师人数是指每百张实际开放床位临床药师人数。2023 年度纳入统计的 6535 家样本医院总数中，该项指标数据填报有效的医院为 6088 家（纳入该项指标的统计），其中三级公立医院 1845 家，二级公立医院 3096 家，三级民营医院 174 家，二级民营医院 973 家。

（1）平均值法统计结果：2023 年全国每百张床位临床药师人数为 0.63 人，较 2022 年（0.61 人）增加了 0.02 人，其中三级公立医院、二级公立医院、三级民营医院、二级民营医院每百张床位临床药师人数分别为 0.67 人、0.58 人、0.60 人、0.61 人，见图 15。

（2）中位数法统计结果：2023 年全国每百张床位临床药师人数中位数为 0.57 人，其中三级公立医院、二级公立医院、三级民营医院、二级民营医院每百张床位临床药师人数中位数分别为 0.64 人、0.53 人、0.55 人和 0.29 人，见图 16。

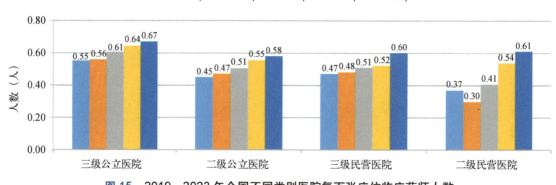

图 15 2019—2023 年全国不同类别医院每百张床位临床药师人数

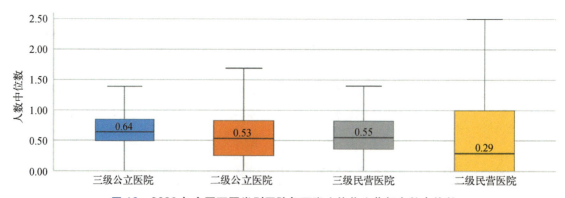

图 16 2023 年全国不同类别医院每百张床位临床药师人数中位数

　　以省份为单位进行统计，全国三级公立医院和二级公立医院每百张床位临床药师人数平均水平分别为 0.67 人和 0.58 人，见图 17、表 7 及图 18、表 8。三级公立医院每百张床位临床药师人数最多的省份为上海（1.45），最少的省份为辽宁（0.49）；二级公立医院每百张床位临床药师人数最多的省份为上海（1.37），最少的省份为河北（0.41）。

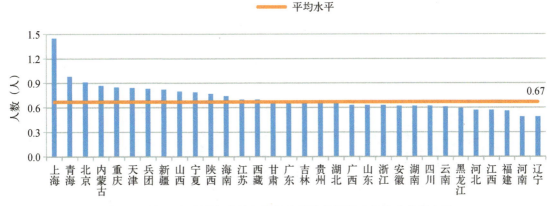

图 17　2023 年全国各省份三级公立医院每百张床位临床药师人数

表 7　2023 年全国各省份三级公立医院每百张床位临床药师人数

省份	纳入医院数量	每百张床位临床药师人数	省份	纳入医院数量	每百张床位临床药师人数
安徽	82	0.62	江西	59	0.57
北京	43	0.91	辽宁	88	0.49
兵团	13	0.83	内蒙古	37	0.87
福建	47	0.56	宁夏	11	0.79
甘肃	38	0.69	青海	15	0.98
广东	137	0.69	山东	97	0.63
广西	60	0.63	山西	39	0.80
贵州	44	0.67	陕西	41	0.77
海南	14	0.74	上海	31	1.45
河北	57	0.57	四川	191	0.62
河南	104	0.49	湖南	65	0.62
黑龙江	54	0.59	吉林	31	0.68
湖北	107	0.66	江苏	96	0.70

续表

省份	纳入医院数量	每百张床位临床药师人数	省份	纳入医院数量	每百张床位临床药师人数
天津	30	0.84	云南	60	0.61
西藏	3	0.70	浙江	79	0.63
新疆	33	0.82	重庆	39	0.85

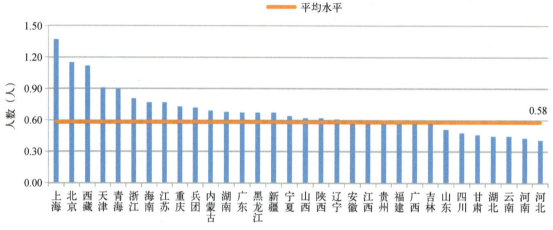

图18　2023 年全国各省份二级公立医院每百张床位临床药师人数

表8　2023 年全国各省份二级公立医院每百张床位临床药师人数

省份	纳入医院数量	每百张床位临床药师人数	省份	纳入医院数量	每百张床位临床药师人数
安徽	74	0.60	黑龙江	104	0.67
北京	23	1.15	湖北	106	0.45
兵团	5	0.72	湖南	88	0.68
福建	83	0.58	吉林	64	0.56
甘肃	52	0.46	江苏	96	0.77
广东	175	0.67	江西	106	0.60
广西	112	0.58	辽宁	95	0.61
贵州	92	0.59	内蒙古	102	0.69
海南	14	0.77	宁夏	24	0.64
河北	226	0.41	青海	55	0.90
河南	183	0.43	山东	190	0.51

续表

省份	纳入医院数量	每百张床位临床药师人数	省份	纳入医院数量	每百张床位临床药师人数
山西	175	0.62	西藏	21	1.12
陕西	146	0.62	新疆	106	0.67
上海	36	1.37	云南	170	0.45
四川	192	0.48	浙江	108	0.81
天津	24	0.91	重庆	49	0.73

二、药学服务管理

1. 住院患者药学监护率 住院患者药学监护率是指实施药学监护的住院患者数占同期住院患者总数的比例。2023 年度纳入统计的 6535 家样本医院总数中，该项指标数据填报有效的医院为 4901 家（纳入该项指标的统计），其中三级公立医院 1758 家，二级公立医院 2393 家，三级民营医院 150 家，二级民营医院 600 家。

（1）平均值法统计结果：2023 年，全国住院患者药学监护率为 5.01%，较 2022 年（5.13%）降低了 0.12 个百分点，其中三级公立医院、二级公立医院、三级民营医院、二级民营医院住院患者药学监护率分别为 5.65%、3.28%、4.68% 和 6.17%，见图 19。

（2）中位数法统计结果：2023 年，全国住院患者药学监护率中位数为 0.77%，其中三级公立医院、二级公立医院、三级民营医院、二级民营医院住院患者药学监护率中位数分别为 2.30%、0.28%、2.04% 和 0.00%，见图 20。

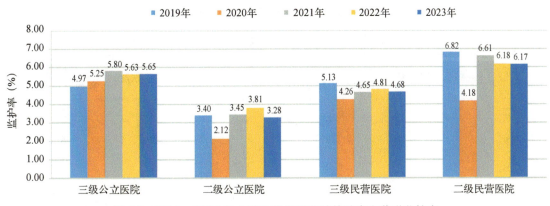

图 19 2019—2023 年全国不同类别医院住院患者药学监护率

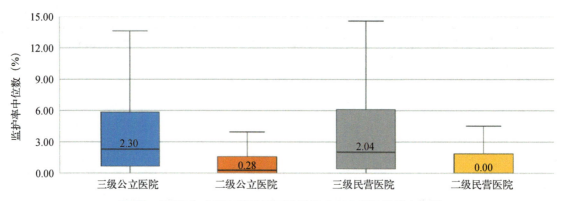

图20 2023 年全国不同类别医院住院患者药学监护率中位数

以省份为单位进行统计，全国三级公立医院和二级公立医院住院患者药学监护率平均水平分别为 5.65% 和 3.28%，见图 21、表 9 及图 22、表 10。三级公立医院住院患者药学监护率最高的省份为北京（12.87%），最低的省份为西藏（1.03%）；二级公立医院住院患者药学监护率最高的省份为西藏（20.83%），最低的省份为吉林（0.45%）。

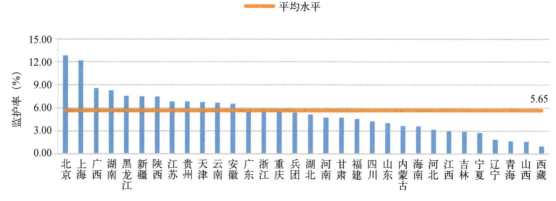

图21 2023 年全国各省份三级公立医院住院患者药学监护率

表9 2023 年全国各省份三级公立医院住院患者药学监护率

省份	纳入医院数量	住院患者药学监护率（%）	省份	纳入医院数量	住院患者药学监护率（%）
安徽	71	6.57	广东	136	5.79
北京	43	12.87	广西	60	8.54
兵团	12	5.38	贵州	44	6.82
福建	45	4.59	海南	14	3.60
甘肃	38	4.70	河北	56	3.16

续表

省份	纳入医院数量	住院患者药学监护率（%）	省份	纳入医院数量	住院患者药学监护率（%）
河南	94	4.72	山东	95	4.04
黑龙江	48	7.58	山西	38	1.60
湖北	102	5.08	陕西	39	7.45
湖南	62	8.26	上海	31	12.17
吉林	28	2.88	四川	182	4.25
江苏	95	6.85	天津	28	6.79
江西	55	2.95	西藏	2	1.03
辽宁	73	1.88	新疆	32	7.52
内蒙古	36	3.65	云南	58	6.69
宁夏	11	2.73	浙江	77	5.74
青海	15	1.66	重庆	38	5.52

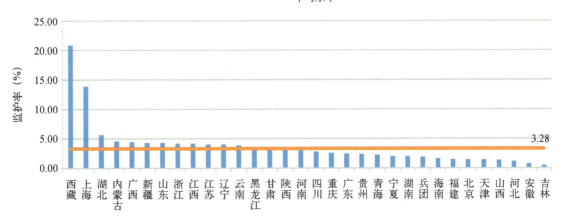

图 22　2023 年全国各省份二级公立医院住院患者药学监护率

表 10　2023 年全国各省份二级公立医院住院患者药学监护率

省份	纳入医院数量	住院患者药学监护率（%）	省份	纳入医院数量	住院患者药学监护率（%）
安徽	49	0.73	广东	140	2.44
北京	20	1.42	广西	92	4.37
兵团	5	1.84	贵州	81	2.34
福建	62	1.48	海南	13	1.61
甘肃	44	3.13	河北	162	1.14

续表

省份	纳入医院数量	住院患者药学监护率（%）	省份	纳入医院数量	住院患者药学监护率（%）
河南	146	2.94	山东	146	4.25
黑龙江	58	3.43	山西	121	1.29
湖北	84	5.57	陕西	117	3.12
湖南	73	2.00	上海	35	13.87
吉林	40	0.45	四川	155	2.79
江苏	76	4.01	天津	18	1.42
江西	75	4.19	西藏	14	20.83
辽宁	55	4.01	新疆	95	4.30
内蒙古	78	4.55	云南	144	3.77
宁夏	18	2.04	浙江	94	4.23
青海	39	2.20	重庆	44	2.53

2.药学门诊开展情况

（1）药学门诊开展率：2023 年度纳入统计的 6535 家样本医院总数中，该项指标数据填报有效的医院为 6520 家（纳入该项指标的统计），其中三级公立医院 1850 家，二级公立医院 3285 家，三级民营医院 178 家，二级民营医院 1207 家。2023 年，全国共有 1472 家医院开展了药学门诊服务，开展率为 22.58%，相比 2022 年（19.55%）增加了 3.03 个百分点，其中三级公立医院、二级公立医院、三级民营医院、二级民营医院中开展药学门诊的医院数量分别为 1063 家、312 家、50 家和 47 家，开展率分别为 57.46%、9.50%、28.09% 和 3.89%，见图 23。近 3 年，各类别医院药学门诊开展率均呈现不同程度的上升趋势。

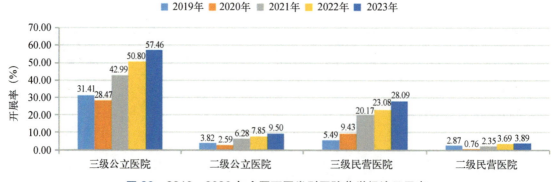

图 23　2019—2023 年全国不同类别医院药学门诊开展率

以省份为单位进行统计，全国三级公立医院和二级公立医院药学门诊开展率平均水平分别为57.46%和9.50%，见图24、表11及图25、表12。三级公立医院药学门诊开展率最高的省份为重庆（100.00%），西藏未开展药学门诊；二级公立医院药学门诊开展率最高的省份为上海（78.38%），最低的省份为湖南（1.08%）。三级公立医院药学门诊开展率明显高于二级公立医院。

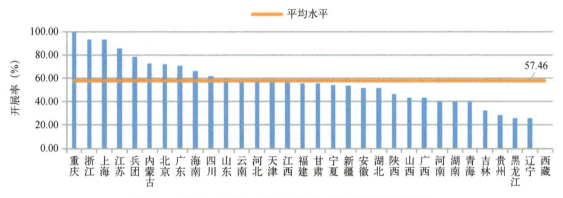

图24　2023年全国各省份三级公立医院药学门诊开展率

表11　2023年全国各省份三级公立医院药学门诊开展率

省份	纳入医院数量	药学门诊开展率（%）	省份	纳入医院数量	药学门诊开展率（%）
安徽	83	51.81	江西	59	55.93
北京	43	72.09	辽宁	89	25.84
兵团	13	78.79	内蒙古	37	72.97
福建	47	55.32	宁夏	11	54.55
甘肃	38	55.26	青海	15	40.00
广东	137	70.80	山东	98	59.18
广西	60	43.33	山西	39	43.59
贵州	45	28.89	陕西	41	46.34
海南	15	66.67	上海	31	93.55
河北	57	57.89	四川	191	61.78
河南	104	40.38	天津	30	56.67
黑龙江	54	25.93	西藏	3	0.00
湖北	107	51.40	新疆	13	53.85
湖南	65	40.00	云南	60	58.33
吉林	31	32.26	浙江	79	93.67
江苏	96	85.42	重庆	39	100.00

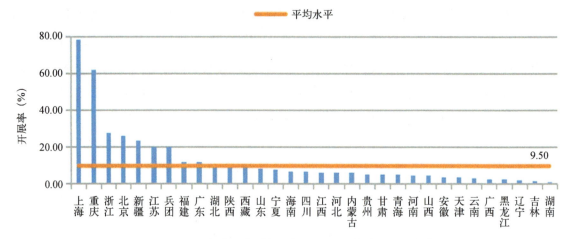

图 25　2023 年全国各省份二级公立医院药学门诊开展率

表 12　2023 年全国各省份二级公立医院药学门诊开展率

省份	纳入医院数量	药学门诊开展率（%）	省份	纳入医院数量	药学门诊开展率（%）
安徽	78	3.85	江西	110	6.36
北京	23	26.09	辽宁	106	1.89
兵团	5	20.00	内蒙古	113	6.19
福建	83	12.05	宁夏	26	7.69
甘肃	59	5.08	青海	59	5.08
广东	185	11.89	山东	198	8.08
广西	119	2.59	山西	179	4.47
贵州	96	5.21	陕西	154	9.09
海南	15	6.67	上海	37	78.38
河北	241	6.22	四川	214	6.54
河南	196	4.59	天津	26	3.85
黑龙江	117	2.56	西藏	23	8.70
湖北	112	9.82	新疆	110	23.64
湖南	93	1.08	云南	179	3.35
吉林	71	1.41	浙江	109	27.52
江苏	99	20.20	重庆	50	62.00

（2）药学门诊年度就诊例数：2023 年度纳入统计的 6535 家样本医院总数中，该项指标数据填报有效的医院为 1387 家（纳入该项指标的统标），其中三级公立医院

1033 家，二级公立医院 286 家，三级民营医院 44 家，二级民营医院 24 家。2023 年，全国药学门诊年度平均就诊例数为 593.93 例。以医院等级为单位进行统计，三级公立医院、二级公立医院、三级民营医院、二级民营医院药学门诊就诊例数分别为 540.74 例、765.14 例、278.73 例、1421.00 例，见图 26。

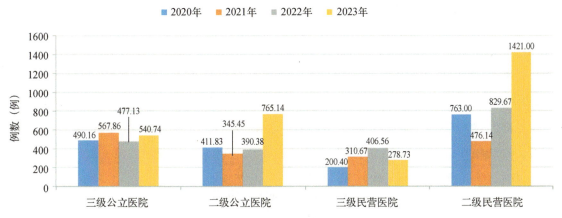

图 26　2020—2023 年全国不同类别医院药学门诊年度就诊例数

3. 冷链药品管理情况

（1）冷链药品管理措施：2023 年度纳入统计的 6535 家样本医院总数中，该项指标数据填报有效的医院为 6520 家（纳入该项指标的统计），其中三级公立医院 1850 家，二级公立医院 3285 家，三级民营医院 178 家，二级民营医院 1207 家。2023 年，全国调查的医院中共有 6377 家医院实施了冷链药品管理措施，占比为 97.81%，相比 2022 年（98.28%）下降了 0.47 个百分点，三级公立医院、二级公立医院、三级民营医院、二级民营医院具备冷链药品管理措施的医院数分别为 1836 家、3226 家、176 家和 1139 家，占比分别为 99.30%、98.20%、98.88% 和 94.45%，见图 27。

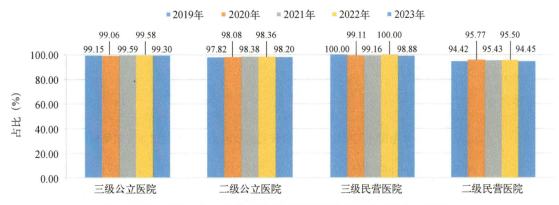

图 27　2019—2023 年全国不同类别医院具备冷链药品管理措施医院占比

（2）冷链药品验收时需要提供物流温度记录情况：冷链药品验收时，需要提供物流温度记录情况，包括所有冷链药品验收时需要、部分需要和不需要 3 种情况。2023 年，全国 97.71% 的医院在验收所有冷链药品时均需要提供物流温度记录，见图 28。

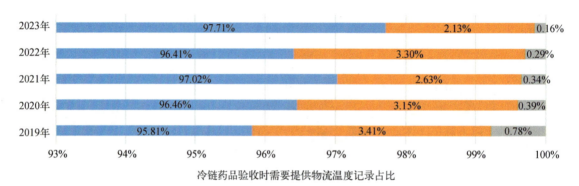

图 28　2019—2023 年全国医院冷链药品验收时需要提供物流温度记录占比

以医院等级为单位进行统计，2023 年全国调查的医院中共有 6377 家医院实施了冷链药品管理措施。其中，三级公立医院为 1836 家，二级公立医院为 3226 家，三级民营医院为 176 家，二级民营医院为 1139 家。绝大多数三级公立医院、二级公立医院、三级民营医院和二级民营医院在所有冷链药品验收时都需要提供物流温度记录，占比分别为 99.46%、98.05%、99.43% 和 93.68%，见图 29。

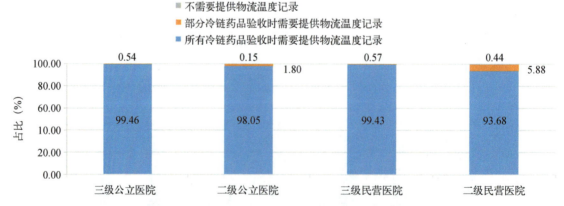

图 29　2023 年全国不同类别医院冷链药品验收时需要提供物流温度记录分布

（3）冷链药品发放时提醒标识情况：以医院等级为单位进行统计，全国具有冷链药品管理措施的 6377 家医院中，三级公立医院有 1836 家，二级公立医院有 3226

家，三级民营医院有 176 家，二级民营医院有 1139 家。全国冷链药品发放时具有提醒标识的医院有 4931 家，占比为 77.32%，三级公立医院、二级公立医院、三级民营医院和二级民营医院冷链药品发放时具有提醒标识的医院数分别为 1493 家、2370 家、154 家和 914 家，占比分别为 81.32%、73.47%、87.50% 和 80.25%，见图 30。

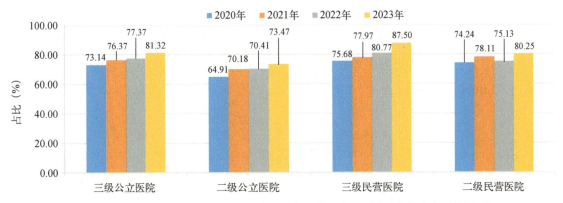

图 30 2020—2023 年全国不同类别医院冷链药品发放时具有提醒标识医院占比

4.患者自带药品管理情况

（1）医院允许住院患者使用自带输注药品情况：2023 年度纳入统计的 6535 家样本医院总数中，该项指标数据填报有效的医院为 6519 家（纳入该项指标的统计），其中三级公立医院 1850 家，二级公立医院 3284 家，三级民营医院 178 家，二级民营医院 1207 家。2023 年，全国医院中共有 3373 家医院允许住院患者在院内使用自带输注药品，占比为 51.74%，其中三级公立医院、二级公立医院、三级民营医院、二级民营医院允许患者在院内使用自带输注药品的比例分别为 73.30%、48.78%、61.24% 和 24.19%，见图 31。三级医院允许住院患者使用自带输注药品比例高于二级医院。

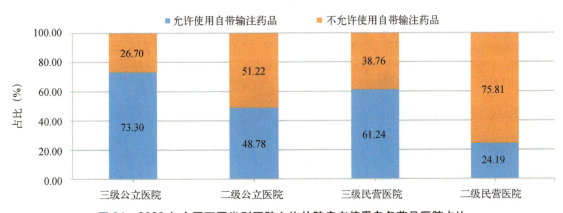

图 31 2023 年全国不同类别医院允许住院患者使用自备药品医院占比

（2）患者自带药品管理制度情况：在对允许住院患者在院内使用自带输注药品的医院进行统计时，共纳入数据有效的医院 3359 家（纳入该项指标的统计），其中三级公立医院 1355 家，二级公立医院 1603 家，三级民营医院 109 家，二级民营医院 292 家。2023 年，纳入调查医院中共有 3295 家医院已建立患者自带药品管理制度，占比为 98.09%。其中三级公立医院、二级公立医院、三级民营医院、二级民营医院已建立患者自带药品管理制度的比例分别为 98.67%、97.57%、100%、97.60%，全国各级医院允许患者在院内使用自带输注药品的医院，建立自带药品管理制度的比例均较高，均超过 95.00%，见图 32。

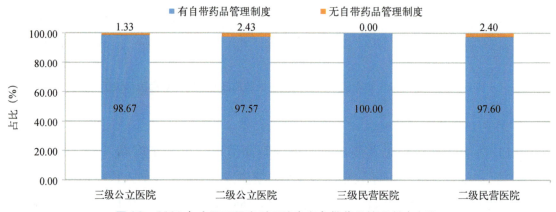

图 32　2023 年全国不同类别医院患者自带药品管理制度占比

（3）医院允许住院患者使用自带输注药品种类：患者自带输注药品分为抗肿瘤药物、血液制品和其他三类。在对允许住院患者在院内使用自带输注药品的医院进行统计时，共纳入数据有效的医院 3358 家（纳入该项指标的统计），全国可以自带输注抗肿瘤药物、血液制品和其他药品的医院分别有 2204 家、2156 家和 1656 家，在允许院内使用自带药品输注的医院中的占比分别为 65.63%、64.20% 和 49.32%，见图 33。

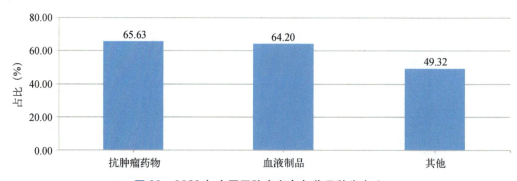

图 33　2023 年全国医院患者自备药品种类占比

以医院等级为单位，对允许住院患者院内使用自带输注药品的医院进行统计分析，共纳入数据有效的医院 3358 家（纳入该项指标的统计），其中三级公立医院 1355 家，二级公立医院 1602 家，三级民营医院 109 家，二级民营医院 292 家。在患者自带输注药品种类的分布上，三级公立医院和三级民营医院均以抗肿瘤药物为主，所占比例分别为 82.58% 和 79.82%，二级公立医院则以血液制品所占比例较高，为 58.36%，二级公立医院的抗肿瘤药物和其他制品所占比例相近，分别为 54.24% 和 55.56%，见图 34。

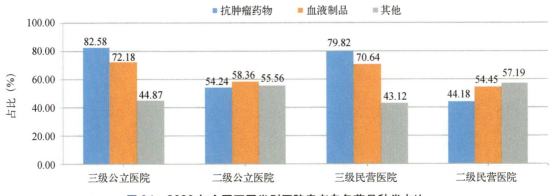

图 34　2023 年全国不同类别医院患者自备药品种类占比

（4）住院患者使用自带输注药品在医嘱中记录情况：本项目根据住院患者使用自带输注药品是否在医嘱中记录分为三种情况：全部在医嘱中记录、部分在医嘱中记录和医嘱中无记录。2023 年度共纳入数据有效的医院 3359 家（纳入该项指标的统计），其中三级公立医院 1355 家，二级公立医院 1603 家，三级民营医院 109 家，二级民营医院 292 家。2023 年，全国共有 3334 家医院的住院患者使用自带输注药品的情况全部在医嘱中记录，占比最高，为 99.26%。以医院等级为单位进行统计，三级公立医院、二级公立医院、三级民营医院、二级民营医院在医嘱中记录住院患者使用自带药品情况的占比分别为 99.63%、99.00%、99.08% 和 98.97%，见图 35。

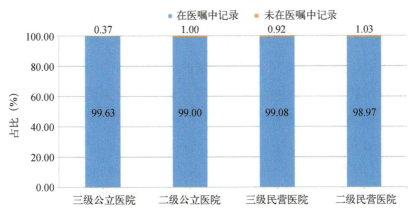

图 35　2023 年全国医院患者使用自带药品在医嘱中记录情况占比

（5）自带输注药品配送方式：本项目将患者自带输注药品配送方式分为三种类别：患者自提、有资质的专业配送公司配送及其他方式。2023 年度共纳入数据有效的医院 3358 家（纳入该项指标的统计），其中三级公立医院 1355 家，二级公立医院 1602 家，三级民营医院 109 家，二级民营医院 292 家。2023 年，全国医院自带输注药品配送方式主要为患者自提，该方式在全国医院的使用率为 94.88%，其中三级公立医院、二级公立医院、三级民营医院、二级民营医院的使用率分别为 92.25%、97.19%、94.50% 和 94.52%。此外，使用率较高的另外一种形式是有资质的专业配送公司配送，其在三级公立医院的使用率最高，为 30.55%，见图 36。

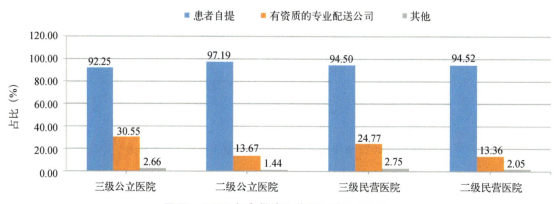

图 36　2023 年自带输注药品配送方式占比

5. 静脉用药调配中心（PIVAS）情况

（1）PIVAS 比例：PIVAS 比例指建立 PIVAS 的医院数量占同期纳入调查的医院数量的比例。2023 年度纳入统计的 6535 家样本医院总数中，该项指标数据填报有效的医院为 6521 家（纳入该项指标的统计），其中三级公立医院 1851 家，二级公立医院 3284 家，三级民营医院 178 家，二级民营医院 1208 家。在 2023 年纳入调查的医院中，共有 1216 家医院建立了 PIVAS，占比为 18.65%，相比 2022 年（18.37%）上升了 0.28 个百分点，其中三级公立医院、二级公立医院、三级民营医院、二级民营医院建立 PIVAS 的比例分别为 48.46%、7.28%、33.71%、1.66%，见图 37。三级公立医院建立 PIVAS 的比例显著高于其他类别医院。

（2）PIVAS 承担范围：PIVAS 承担范围指 PIVAS 承担调配的静脉输液种类，包括肠外营养液、危害药品（细胞毒类）、抗菌药物和其他类型的静脉输液四类。2023 年度调查共纳入数据有效的医院 1215 家（纳入该项指标的统计），其中三级公立医院 896 家，二级公立医院 239 家，三级民营医院 60 家、二级民营医院 20 家。2023 年全国医院 PIVAS 承担肠外营养液、危害药品（细胞毒类）、抗菌药物和其他类型的静脉

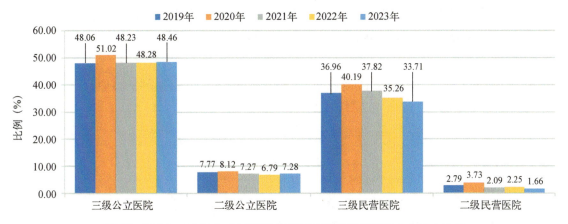

图 37　2019—2023 年全国不同类别医院静脉用药调配中心建立比例

输液比例分别为 86.10%、95.23%、91.28% 和 90.46%，开展率最高的为危害药品（细胞毒类）。以医院等级为单位进行统计，三级公立医院、二级公立医院、三级民营医院、二级民营医院 PIVAS 调配危害药品（细胞毒类）的比例分别为 97.43%、87.03%、100%、80.00%，见图 38。

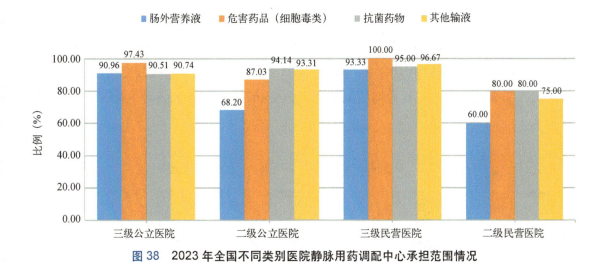

图 38　2023 年全国不同类别医院静脉用药调配中心承担范围情况

（3）PIVAS 人员情况：我国 PIVAS 的人员构成主要分为药学人员、护理人员、其他人员三类。2023 年度调查共纳入数据有效的医院 1198 家（纳入该项指标的统计），其中三级公立医院 884 家，二级公立医院 235 家，三级民营医院 60 家，二级民营医院 19 家。根据 2023 年全国公立医院 PIVAS 的人员组成数据，药学＋其他、护理＋其他和药学＋护理＋其他人员的占比分别为 31.56%、21.84% 和 46.60%，占比最高的为药学＋护理＋其他人员。以医院等级为单位进行统计，三级公立医院、二级公立医院、三级民营医院、二级民营医院 PIVAS 的人员组成中，药学＋护理＋其他人员的占比分别为 46.52%、47.18%、47.64%、46.73%，见图 39。

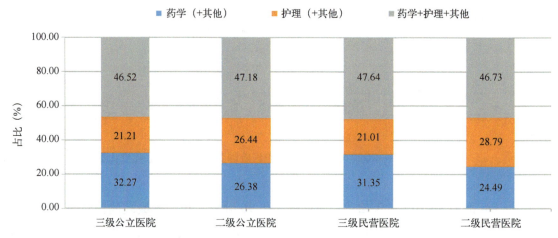

图 39　2023 年全国不同类别医院静脉用药调配中心人员组成情况

（4）PIVAS 工作量：PIVAS 工作量分为日人均调配静脉输液量（袋／瓶）和日人均加药数量（支／瓶）两部分。2023 年度 PIVAS 日人均调配量调查共纳入数据有效的医院 1196 家（纳入该项指标的统计），其中三级公立医院 883 家，二级公立医院 234 家，三级民营医院 60 家，二级民营医院 19 家。2023 年，全国医院 PIVAS 的日人均调配静脉输液量为 86.80（袋／瓶），其中三级公立医院、二级公立医院、三级民营医院、二级民营医院的日人均调配量分别为 93.67、67.60、73.90、44.53（袋／瓶），见图 40。

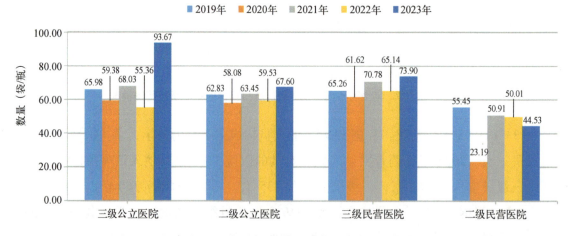

图 40　2019—2023 年全国不同类别医院静脉用药调配中心日人均调配量（袋／瓶）

2023 年，PIVAS 日人均加药量共纳入数据有效的医院 1128 家（纳入该项指标的统计），其中三级公立医院 838 家，二级公立医院 220 家，三级民营医院 53 家，二级民营医院 17 家。2023 年，全国医院 PIVAS 的日人均加药数量为 131.80（支／瓶），其中三级公立医院、二级公立医院、三级民营医院、二级民营医院的日人均加药数量分别为 138.57、108.81、133.05、90.65（支／瓶），见图 41。

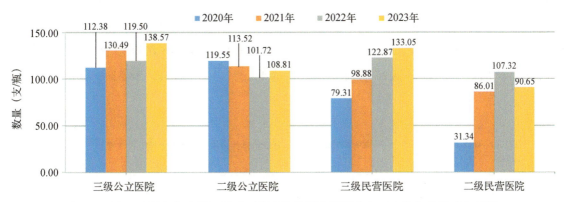

图 41　2020—2023 年全国不同类别医院静脉用药调配中心日人均加药量（支／瓶）

（5）PIVAS 洁净环境监测次数：2023 年度调查共纳入数据有效的医院 1205 家（纳入该项指标的统计），其中三级公立医院 889 家，二级公立医院 237 家，三级民营医院 60 家，二级民营医院 19 家。2023 年全国医院 PIVAS 平均洁净环境监测次数为 18.23 次，其中三级公立医院、二级公立医院、三级民营医院、二级民营医院 PIVAS 洁净环境监测平均次数分别为 18.33 次、20.03 次、13.05 次、8.37 次。其中公立医院 PIVAS 洁净环境监测次数较多，见图 42。

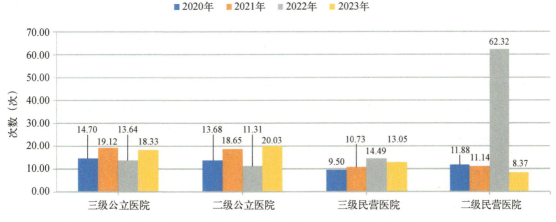

图 42　2020—2023 年全国不同类别医院静脉用药调配中心年度洁净环境监测次数

（6）PIVAS 医嘱审核方式：PIVAS 医嘱审核方式主要分为计算机软件审核、审方药师审核、计算机软件审核后审方药师确认并干预和其他四种形式。2023 年度调查共纳入数据有效的医院 1213 家（纳入该项指标的统计），其中三级公立医院 895 家，二级公立医院 238 家，三级民营医院 60 家，二级民营医院 20 家。2023 年，全国医院 PIVAS 医嘱审核方式中计算机软件审核、审方药师审核、计算机软件审核后审方药师确认并干预和其他四种形式的占比分别为 1.32%、17.07%、80.79%、0.82%，以计算机软件审核后审方药师确认并干预占比最高。以医院等级为单位进行统计，三级公立医院、二级公立医院、三级民营医院、二级民营医院 PIVAS 医嘱审核方式中计算机软件审核后审方药师确认并干预占比分别为 83.35%、73.11%、78.33%、65.00%，见图 43。

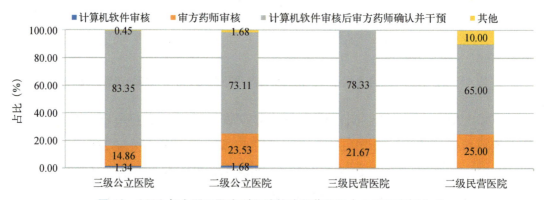

图 43 2023 年全国不同类别医院静脉用药调配中心医嘱审核方式

（7）静脉用药集中调配医嘱干预率：静脉用药集中调配医嘱干预率是指药师在审核静脉用药集中调配医嘱时，发现不适宜的医嘱，并通过沟通后，医师同意对不适宜静脉用药集中调配医嘱进行修改的医嘱条目数占同期静脉用药集中调配医嘱总条目数的比例。2023 年度调查共纳入数据有效的医院 1176 家（纳入该项指标的统计），其中三级公立医院 878 家，二级公立医院 223 家，三级民营医院 58 家，二级民营医院 17 家。2023 年，全国医院静脉用药集中调配医嘱干预率为 0.75%，其中三级公立医院、二级公立医院、三级民营医院、二级民营医院静脉用药集中调配医嘱干预率分别为 0.64%、1.89%、0.27%、0.20%，见图 44。

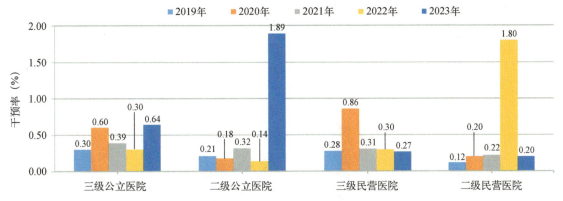

图 44　2019—2023 年全国不同类别医院静脉用药集中调配医嘱干预率

三、用药安全管理

1. 用药错误报告率　用药错误（medication errors，ME）是指在药品的临床使用及管理全过程中出现的、任何可以防范的用药疏失，这些疏失可导致患者发生潜在的或直接的损害。根据用药错误后果的严重程度将用药错误分为 9 级。A 级：客观环境或条件可能引发错误（错误隐患）；B 级：发生错误但未发给患者，或已发给患者但患者未使用；C 级：患者已使用，但未造成伤害；D 级：患者已使用，需要监测错误对患者的后果，并根据后果判断是否需要采取措施以预防和减少伤害；E 级：错误造成患者暂时性伤害，需要采取处置措施；F 级：错误造成患者需住院治疗或延长住院时间；G 级：错误导致患者永久性伤害；H 级：错误导致患者生命垂危，须采取生命维持措施（如心肺复苏、除颤、气管插管等）；I 级：错误导致患者死亡。

用药错误报告率是指医疗机构在某一时间范围内报告给医疗机构管理部门的用药错误人次数占同期用药患者总数的比例，反映医院用药错误发生情况和主动上报情况。减少用药错误是保证患者用药安全的重要举措。本次调查的用药错误是指《中国用药错误管理专家共识》四层九级分级中的 C ～ I 级，不包括 A 级和 B 级的情况。

2023 年度纳入统计的 6535 家样本医院总数中，该项指标数据填报有效的医院为5104 家（纳入该项指标的统计），其中三级公立医院 1720 家，二级公立医院 2537 家，三级民营医院 154 家，二级民营医院 693 家。

（1）平均值法统计结果：2023 年全国用药错误报告率为 101.44ppm（parts per million，百万分之一）。以医院等级为单位进行统计，三级公立医院、二级公立医院、三级民营医院、二级民营医院用药错误报告率分别为 109.93ppm、78.84ppm、

150.78ppm 和 104.67ppm，见图 45。

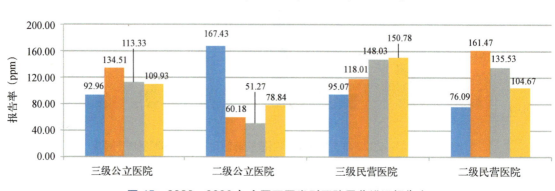

图 45　2020—2023 年全国不同类别医院用药错误报告率

（2）中位数法统计结果：2023 年全国用药错误报告率中位数为 1.26ppm，其中三级公立医院、二级公立医院、三级民营医院、二级民营医院用药错误报告率中位数分别为 11.99ppm、0.00ppm、19.09ppm 和 0.00ppm，见图 46。

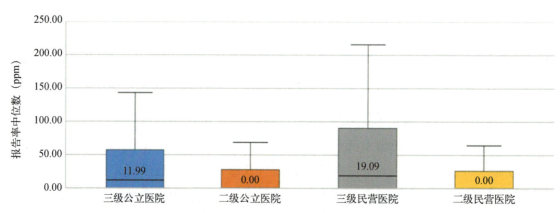

图 46　2023 年全国不同类别医院用药错误报告率中位数

以省份为单位进行统计，全国三级公立医院和二级公立医院用药错误报告率平均水平分别为 109.93ppm 和 78.84ppm，见图 47、表 13 及图 48、表 14。三级公立医院用药错误报告率最高的省份为新疆（624.62ppm），最低的省份为西藏（2.90ppm）；二级公立医院用药错误报告率最高的省份为新疆（852.78ppm），最低的省份为辽宁（5.37ppm）。三级公立医院用药错误报告率高于二级公立医院。

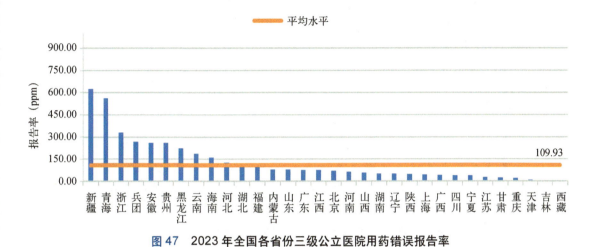

图 47 2023 年全国各省份三级公立医院用药错误报告率

表 13 2023 年全国各省份三级公立医院用药错误报告率

省份	纳入医院数量	用药错误报告率（ppm）	省份	纳入医院数量	用药错误报告率（ppm）
安徽	77	260.61	江西	49	74.76
北京	41	71.55	辽宁	77	51.64
兵团	12	270.88	内蒙古	34	79.33
福建	43	100.38	宁夏	11	37.87
甘肃	36	23.95	青海	13	563.03
广东	133	74.86	山东	95	78.45
广西	57	43.97	山西	35	58.00
贵州	40	259.99	陕西	38	47.51
海南	15	161.89	上海	30	45.14
河北	50	124.67	四川	182	39.88
河南	90	63.09	天津	30	9.83
黑龙江	46	225.18	西藏	2	2.90
湖北	103	114.83	新疆	32	624.62
湖南	56	52.96	云南	60	186.17
吉林	27	3.85	浙江	79	330.98
江苏	90	27.81	重庆	37	19.75

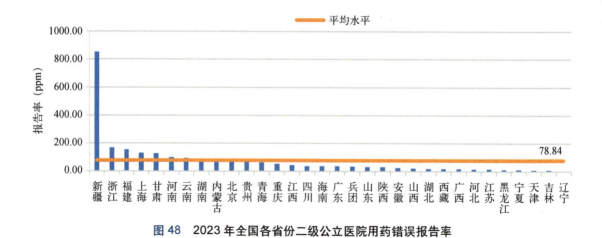

图 48　2023 年全国各省份二级公立医院用药错误报告率

表 14　2023 年全国各省份二级公立医院用药错误报告率

省份	纳入医院数量	用药错误报告率（ppm）	省份	纳入医院数量	用药错误报告率（ppm）
安徽	60	25.72	江西	84	43.93
北京	21	69.21	辽宁	68	5.37
兵团	3	32.80	内蒙古	86	76.37
福建	61	154.98	宁夏	18	11.59
甘肃	43	127.33	青海	40	59.94
广东	150	36.55	山东	153	31.46
广西	93	18.07	山西	139	22.33
贵州	74	69.18	陕西	114	29.89
海南	13	36.87	上海	34	131.12
河北	191	15.87	四川	179	38.50
河南	139	100.64	天津	21	11.23
黑龙江	75	11.70	西藏	10	19.18
湖北	85	19.33	新疆	96	852.78
湖南	70	77.80	云南	157	95.34
吉林	42	10.17	浙江	102	167.89
江苏	75	15.55	重庆	41	52.93

2.严重或新的药品不良反应上报率及占比　严重药品不良反应：是指因使用药品引起以下损害情形之一的反应：①导致死亡；②危及生命；③致癌、致畸、致出生缺陷；④导致显著的或者永久的人体伤残或者器官功能的损伤；⑤导致住院或者住院时间延长；⑥导致其他重要医学事件，如不进行治疗可能出现上述所列情况。新的药物不良反应：是指药品说明书中未载明的不良反应。若说明书中已有描述，但不良反应发生的性质、程度、后果或者频率与说明书描述不一致或者更严重的，按照新的药物不良反应进行处理。

严重或新的药品不良反应上报率为医疗机构某一时间范围内上报的严重或新的药品不良反应人数占同期用药患者总数的比例；严重或新的药品不良反应占比为严重或新的药品不良反应占总不良反应发生的比例，均为反映医疗机构重视用药安全的指标。

（1）严重或新的药品不良反应占比：2023 年度纳入统计的 6535 家样本医院总数中，该项指标数据填报有效的医院为 5881 家（纳入该项指标的统计），其中三级公立医院 1833 家，二级公立医院 3006 家，三级民营医院 165 家和二级民营医院 877 家。

①平均值法统计结果：2023 年全国严重或新的药品不良反应占比为 1.87%。以医院等级为单位进行统计，三级公立医院、二级公立医院、三级民营医院、二级民营医院严重或新的药品不良反应占比分别为 1.61%、4.10%、1.07% 和 1.39%，见图 49。

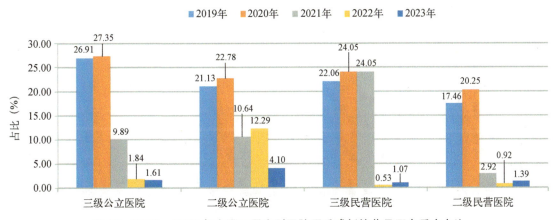

图 49　2019—2023 年全国不同类别医院严重或新的药品不良反应占比

② 中位数法统计结果：2023 年全国严重或新的药品不良反应占比中位数为 22.64%，其中三级公立医院、二级公立医院、三级民营医院、二级民营医院严重或新的药品不良反应占比中位数分别为 30.00%、20.00%、23.08% 和 10.00%，见图 50。

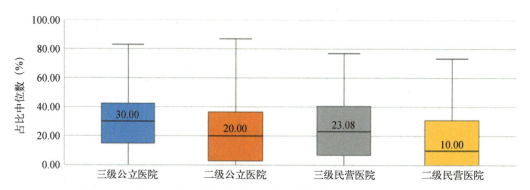

图 50　2023 年全国不同类别医院严重或新的药品不良反应占比中位数

以省份为单位进行统计，全国三级公立医院和二级公立医院严重或新的药品不良反应占比平均水平分别为 1.61%、4.10%，见图 51、表 15 及图 52、表 16。三级公立医院严重或新的药品不良反应占比最高的省份为广西（49.83%），最低的省份为宁夏（0.06%）；二级公立医院严重或新的药品不良反应占比最高的省份为广西（44.59%），最低的省份为河南（0.97%）。三级公立医院严重或新的药品不良反应占比明显低于二级公立医院。

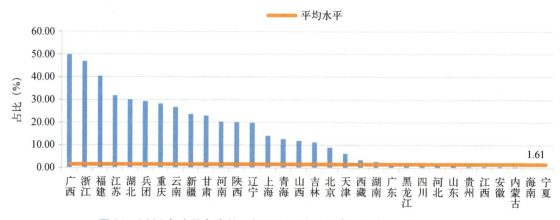

图 51　2023 年全国各省份三级公立医院严重或新的药品不良反应占比

表 15 2023 年全国各省份三级公立医院严重或新的药品不良反应占比

省份	纳入医院数量	严重或新的药品不良反应占比（%）	省份	纳入医院数量	严重或新的药品不良反应占比（%）
安徽	83	0.62	江西	58	0.66
北京	43	9.01	辽宁	87	19.85
兵团	13	29.37	内蒙古	36	0.36
福建	47	40.27	宁夏	11	0.06
甘肃	38	22.96	青海	14	12.62
广东	137	2.24	山东	98	0.96
广西	59	49.83	山西	39	11.90
贵州	43	0.67	陕西	40	20.14
海南	15	0.16	上海	31	14.10
河北	57	0.99	四川	191	1.11
河南	102	20.34	天津	30	6.29
黑龙江	53	1.91	西藏	2	3.53
湖北	105	30.10	新疆	33	23.67
湖南	64	2.72	云南	60	26.71
吉林	31	11.18	浙江	78	46.91
江苏	96	31.92	重庆	39	28.19

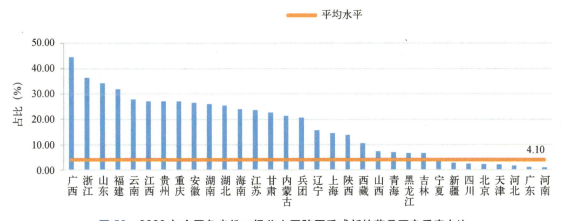

图 52 2023 年全国各省份二级公立医院严重或新的药品不良反应占比

表 16　2023 年全国各省份二级公立医院严重或新的药品不良反应占比

省份	纳入医院数量	严重或新的药品不良反应占比（%）	省份	纳入医院数量	严重或新的药品不良反应占比（%）
安徽	71	26.53	江西	104	27.08
北京	23	2.24	辽宁	89	15.76
兵团	5	20.72	内蒙古	98	21.37
福建	79	32.01	宁夏	25	3.40
甘肃	53	22.63	青海	37	7.03
广东	175	1.12	山东	190	34.29
广西	110	44.59	山西	159	7.49
贵州	93	27.07	陕西	147	13.84
海南	15	23.96	上海	37	14.61
河北	227	1.66	四川	203	2.53
河南	178	0.97	天津	25	2.22
黑龙江	80	6.85	西藏	17	10.53
湖北	101	25.54	新疆	109	2.85
湖南	86	26.00	云南	172	27.72
吉林	47	6.74	浙江	109	36.41
江苏	95	23.66	重庆	47	27.06

（2）严重或新的药品不良反应上报率：2023 年度纳入统计的 6535 家样本医院总数中，该项指标数据填报有效的医院为 5227 家（纳入该项指标的统计），其中三级公立医院 1772 家，二级公立医院 2631 家，三级民营医院 157 家和二级民营医院 667 家。

①平均值法统计结果：2023 年全国严重或新的药品不良反应上报率为 173.01ppm，较 2022 年（103.94ppm）增加了 69.07ppm。以医院等级为单位进行统计，三级公立医院、二级公立医院、三级民营医院、二级民营医院严重或新的药品不良反应上报率分别为 191.05ppm、140.58ppm、181.04ppm 和 127.15ppm，见图 53。

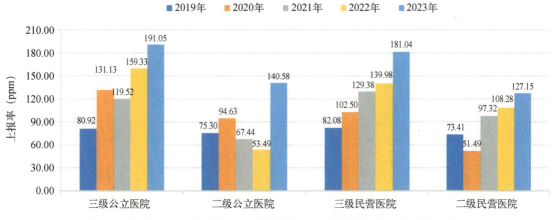

图 53　2019—2023 年全国不同类别医院严重或新的药品不良反应上报率

②中位数法统计结果：2023 年全国严重或新的药品不良反应上报率中位数为116.74ppm，其中三级公立医院、二级公立医院、三级民营医院、二级民营医院严重或新的药品不良反应上报率中位数分别为 165.82ppm、94.62ppm、130.16ppm 和41.33ppm，见图 54。

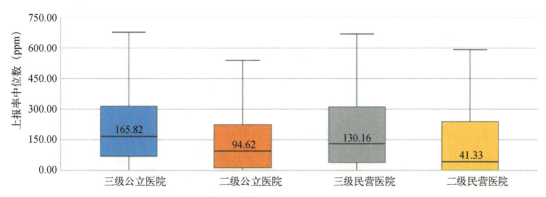

图 54　2023 年全国不同类别医院严重或新的药品不良反应上报率中位数

以省份为单位进行统计，全国三级公立医院和二级公立医院严重或新的药品不良反应上报率平均水平分别为 191.05ppm 和 140.58ppm，见图 55、表 17 及图 56、表 18。三级公立医院严重或新的药品不良反应上报率最高的省份为黑龙江（558.21ppm），最低的省份为天津（4.98ppm）；二级公立医院严重或新的药品不良反应上报率最高的省份为山东（370.66ppm），最低的省份为天津（2.59ppm）。三级公立医院严重或新的药品不良反应上报率明显高于二级公立医院。

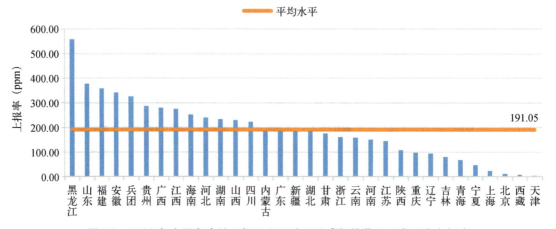

图 55　2023 年全国各省份三级公立医院严重或新的药品不良反应上报率

表 17　2023 年全国各省份三级公立医院严重或新的药品不良反应上报率

省份	纳入医院数量	严重或新的药品不良反应上报率（ppm）	省份	纳入医院数量	严重或新的药品不良反应上报率（ppm）
安徽	78	341.46	江西	54	274.42
北京	41	11.49	辽宁	80	93.57
兵团	32	325.89	内蒙古	35	200.00
福建	46	359.20	宁夏	11	48.02
甘肃	38	175.53	青海	13	68.04
广东	137	198.66	山东	96	377.20
广西	57	279.40	山西	36	230.32
贵州	41	287.29	陕西	39	107.03
海南	15	251.89	上海	30	23.15
河北	54	240.83	四川	187	222.79
河南	98	149.33	天津	30	4.98
黑龙江	48	558.21	西藏	2	8.70
湖北	104	191.19	新疆	32	193.78
湖南	61	233.57	云南	60	157.76
吉林	27	80.76	浙江	78	160.92
江苏	93	144.40	重庆	38	96.29

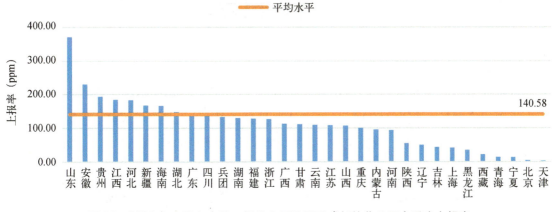

图 56　2023 年全国各省份二级公立医院严重或新的药品不良反应上报率

表 18　2023 年全国各省份二级公立医院严重或新的药品不良反应上报率

省份	纳入医院数量	严重或新的药品不良反应上报率（ppm）	省份	纳入医院数量	严重或新的药品不良反应上报率（ppm）
安徽	62	230.64	江西	92	185.34
北京	22	3.81	辽宁	65	50.27
兵团	3	133.93	内蒙古	89	96.12
福建	65	128.17	宁夏	18	12.61
甘肃	46	112.05	青海	32	13.58
广东	155	143.19	山东	165	370.66
广西	93	113.21	山西	140	106.85
贵州	82	194.43	陕西	122	54.90
海南	14	166.21	上海	35	41.31
河北	196	183.75	四川	189	137.59
河南	153	93.43	天津	22	2.59
黑龙江	64	34.00	西藏	11	21.30
湖北	92	148.60	新疆	107	168.18
湖南	74	130.34	云南	158	109.15
吉林	35	43.36	浙江	107	126.51
江苏	83	108.61	重庆	40	100.69

四、合理用药管理

1. 处方审核工作开展情况

（1）处方审核工作开展率：2023 年度纳入统计的 6535 家样本医院总数中，该项指标数据填报有效的医院为 6520 家（纳入该项指标的统计），其中三级公立医院 1850 家，二级公立医院有 3285 家，三级民营医院有 178 家，二级民营医院有 1207 家。2023 年，全国共有 5610 家医院开展处方审核工作，开展率为 86.04%，相比 2022 年（81.84%）增加了 4.20 个百分点。三级公立医院、二级公立医院、三级民营医院、二级民营医院开展处方审核工作的医院数分别为 1681、2691、159 和 1079 家，开展率分别为 90.86%、81.92%、89.33% 和 89.40%，见图 57。

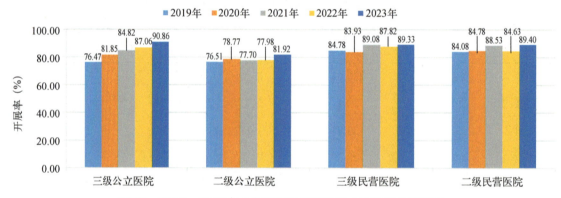

图 57　2019—2023 年全国不同类别医院处方审核工作开展率

以省份为单位进行统计，全国三级公立医院和二级公立医院处方审核工作开展率平均水平分别为 90.86% 和 81.92%，见图 58、表 19 及图 59、表 20。三级公立医院处方审核工作开展率最高的省份为重庆、上海、海南、兵团、新疆、宁夏和西藏（100.00%），最低的省份为辽宁（76.40%）；二级公立医院处方审核工作开展率最高的省份为宁夏和兵团（100.00%），最低的省份为天津（57.69%）。

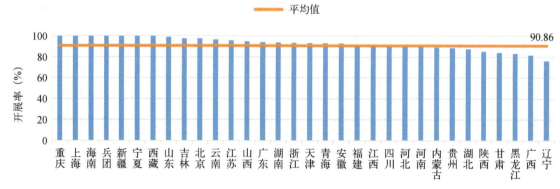

图 58　2023 年全国各省份三级公立医院处方审核工作开展率

表 19　2023 年全国各省份三级公立医院处方审核工作开展率

省份	纳入医院数量	处方审核工作开展率（%）	省份	纳入医院数量	处方审核工作开展率（%）
安徽	83	92.77	江西	59	89.83
北京	43	97.67	辽宁	89	76.40
兵团	13	100	内蒙古	37	89.19
福建	47	91.49	宁夏	11	100.00
甘肃	38	84.21	青海	15	93.33
广东	137	94.16	山东	98	98.98
广西	60	81.67	山西	39	94.87
贵州	45	88.89	陕西	41	85.37
海南	15	100.00	上海	31	100.00
河北	57	89.47	四川	191	89.53
河南	104	89.42	天津	30	93.33
黑龙江	54	83.33	西藏	3	100.00
湖北	107	87.85	新疆	13	100.00
湖南	65	93.85	云南	60	96.67
吉林	31	97.74	浙江	79	93.67
江苏	96	95.83	重庆	39	100.00

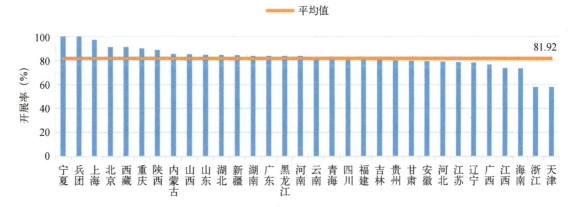

图 59　2023 年全国各省份二级公立医院处方审核工作开展率

表 20　2023 年全国各省份二级公立医院处方审核工作开展率

省份	纳入医院数量	处方审核工作开展率（%）	省份	纳入医院数量	处方审核工作开展率（%）
安徽	78	79.49	江西	110	73.64
北京	23	91.30	辽宁	106	78.30
兵团	5	100.00	内蒙古	113	85.84
福建	83	81.93	宁夏	26	100.00
甘肃	59	79.66	青海	59	83.05
广东	185	83.78	山东	198	84.85
广西	119	76.47	山西	179	85.47
贵州	96	80.21	陕西	154	88.96
海南	15	73.33	上海	37	97.30
河北	241	79.25	四川	214	82.71
河南	196	83.67	天津	26	57.69
黑龙江	117	83.76	西藏	23	91.30
湖北	112	84.82	新疆	110	84.55
湖南	93	83.87	云南	179	83.24
吉林	71	80.28	浙江	109	57.80
江苏	99	78.79	重庆	50	90.00

（2）处方审核执行单位：处方审核执行单位包括本医院完成、区域审方中心完成和其他。2023 年全国医院处方审核单位绝大多数为本医院完成，占比为 98.56%，由区域审方中心完成占 0.75%，其他占 0.70%，见图 60。

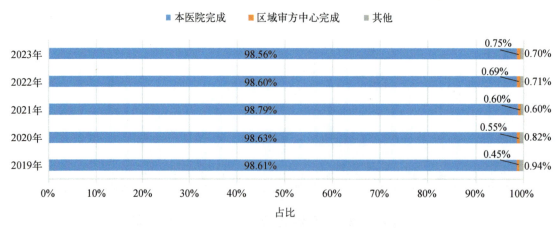

图 60　2019—2023 年全国医院处方审核执行单位分布

以医院等级为单位进行统计，全国纳入分析的 5609 家医院中，三级公立医院有 1680 家，二级公立医院有 2691 家，三级民营医院有 159 家，二级民营医院有 1079 家。三级公立医院、二级公立医院、三级民营医院和二级民营医院的处方审核执行单位均是以本医院完成为主，占比分别为 98.51%、98.48%、98.11% 和 98.89%，见图 61。

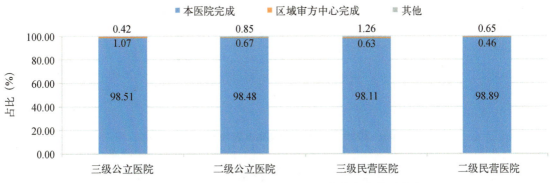

图 61　2023 年全国不同类别医院处方审核执行单位分布占比

（3）处方审核方式：处方审核方式包括计算机软件审核、计算机软件审核后审方药师确认并干预、审方药师审核和其他。2023 年，全国医院处方审核方式中计算机软件审核后审方药师确认并干预、计算机软件审核、审方药师审核和其他占比分别为 40.70%、5.71%、47.57% 和 6.03%，其中占比最高的为审方药师审核，见图 62。

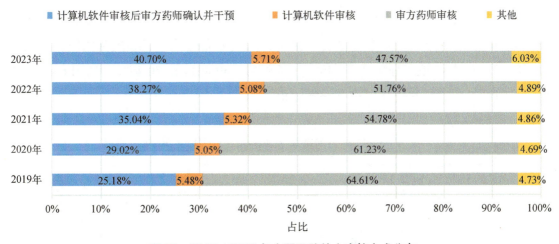

图 62　2019—2023 年全国医院处方审核方式分布

以医院等级为单位进行统计，全国纳入分析的 5609 家医院中，三级公立医院有 1680 家，二级公立医院有 2691 家，三级民营医院有 159 家，二级民营医院有 1079 家。

三级公立医院和三级民营医院以计算机软件审核后审方药师确认并干预为主，占比分别为 74.94% 和 57.23%；二级公立医院和二级民营医院以审方药师审核为主要方式，占比分别为 56.89% 和 73.22%，见图 63。

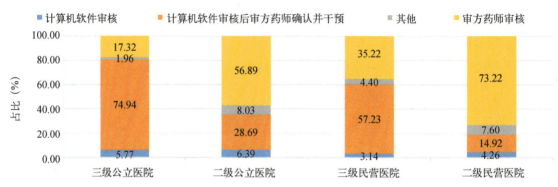

图 63　2023 年全国不同类别医院处方审核方式占比

2. 处方审核率　处方审核是指药学专业技术人员运用专业知识与实践技能，根据相关法律法规、规章制度与技术规范等，对医师在诊疗活动中为患者开具的处方，进行合法性、规范性和适宜性审核，并作出是否同意调配发药决定的药学技术服务。

（1）门诊处方审核率：门诊处方审核率是指在药品收费前，药师审核门诊处方人次数占同期门诊处方总人次数的比例。2023 年度调查共纳入数据有效的医院 5976 家，其中三级公立医院 1769 家，二级公立医院 2968 家，三级民营医院 170 家，二级民营医院 1069 家。

①平均值法统计结果：2023 年全国门诊处方审核率为 69.95%，较 2022 年（59.26%）增加了 10.69 个百分点，其中三级公立医院、二级公立医院、三级民营医院、二级民营医院门诊处方审核率分别为 75.90%、56.97%、69.86% 和 70.45%，见图 64。各级别医院门诊处方审核率较往年均有一定的提升。

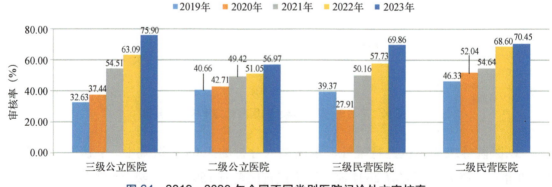

图 64　2019—2023 年全国不同类别医院门诊处方审核率

②中位数法统计结果：2023 年全国门诊处方审核率中位数为 100.00%，其中三级公立医院、二级公立医院、三级民营医院、二级民营医院门诊处方审核率中位数分别为 99.59%、100%、95.58% 和 100%，见图 65。

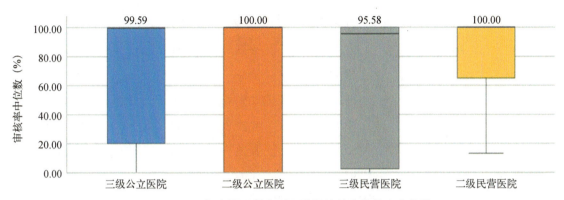

图 65　2023 年全国不同类别医院门诊处方审核率中位数

以省份为单位进行统计，全国三级公立医院和二级公立医院门诊处方审核率平均水平分别为 75.90% 和 56.97%，见图 66、表 21 及图 67、表 22。三级公立医院门诊处方审核率最高的省份为上海（98.21%），最低的省份为西藏（8.53%）；二级公立医院门诊处方审核率最高的省份为上海（93.61%），最低的省份为天津（30.87%）。

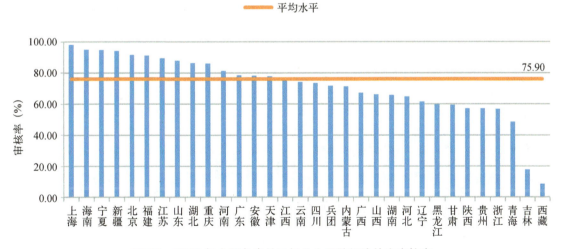

图 66　2023 年全国各省份三级公立医院门诊处方审核率

表 21　2023 年全国各省份三级公立医院门诊处方审核率

省份	纳入医院数量	门诊处方审核率（%）	省份	纳入医院数量	门诊处方审核率（%）
安徽	77	78.35	江西	55	76.96
北京	43	91.71	辽宁	81	61.46
兵团	13	71.65	内蒙古	33	71.36
福建	45	91.44	宁夏	11	94.75
甘肃	36	59.43	青海	15	48.31
广东	133	78.50	山东	96	87.83
广西	57	67.14	山西	38	66.25
贵州	43	57.19	陕西	38	57.39
海南	14	94.93	上海	31	98.21
河北	55	64.96	四川	185	73.58
河南	99	81.41	天津	29	77.59
黑龙江	51	59.90	西藏	3	8.53
湖北	101	86.34	新疆	32	94.29
湖南	63	65.73	云南	59	74.39
吉林	23	17.90	浙江	77	56.85
江苏	94	89.41	重庆	39	86.19

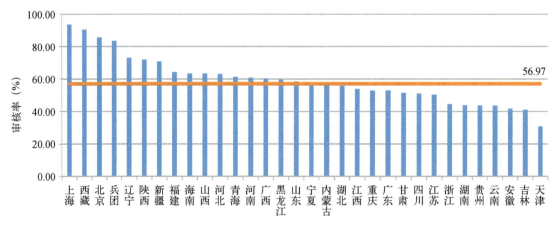

图 67　2023 年全国各省份二级公立医院门诊处方审核率

表 22　2023 年全国各省份二级公立医院门诊处方审核率

省份	纳入医院数量	门诊处方审核率（%）	省份	纳入医院数量	门诊处方审核率（%）
安徽	61	41.78	江西	94	53.98
北京	23	85.72	辽宁	92	72.88
兵团	5	83.43	内蒙古	109	57.03
福建	77	64.39	宁夏	24	57.65
甘肃	54	51.37	青海	57	61.43
广东	166	52.86	山东	180	58.28
广西	105	60.23	山西	174	63.26
贵州	88	43.65	陕西	144	71.92
海南	14	63.33	上海	36	93.61
河北	216	63.17	四川	195	51.02
河南	183	60.87	天津	20	30.87
黑龙江	102	59.52	西藏	22	90.43
湖北	101	55.72	新疆	97	70.69
湖南	80	43.92	云南	160	43.47
吉林	63	41.19	浙江	89	44.68
江苏	92	50.40	重庆	45	53.04

（2）急诊处方审核率：急诊处方审核率是指在药品收费前，药师审核急诊处方人次数占同期急诊处方总人次数的比例。2023 年度调查共纳入数据有效的医院 5043 家，其中三级公立医院 1699 家，二级公立医院 2560，三级民营医院 152 家，二级民营医院 632 家。

①平均值法统计结果：2023 年全国急诊处方审核率为 69.68%，较 2022 年（58.74%）增加了 10.94 个百分点，其中三级公立医院、二级公立医院、三级民营医院、二级民营医院急诊处方审核率分别为 75.65%、56.64%、69.37% 和 64.69%，见图 68。

②中位数法统计结果：2023 年全国急诊处方审核率中位数为 100.00%，其中三级公立医院、二级公立医院、三级民营医院、二级民营医院急诊处方审核率中位数分别为 100%、100%、98.90% 和 100%，见图 69。

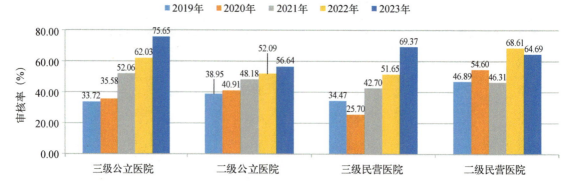

图 68　2019—2023 年全国不同类别医院急诊处方审核率

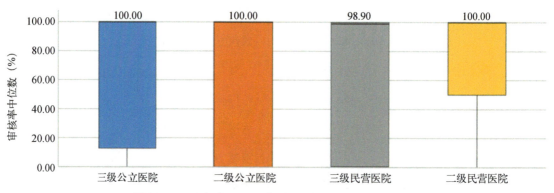

图 69　2023 年全国不同类别医院急诊处方审核率情况

以省份为单位进行统计，全国三级公立医院和二级公立医院急诊处方审核率平均水平分别为 75.65% 和 56.64%，见图 70、表 23 及图 71、表 24。三级公立医院急诊处方审核率最高的省份为宁夏（99.81%），最低的省份为吉林（26.14%）；二级公立医院急诊处方审核率最高的省份为兵团（96.35%），最低的省份为天津（33.11%）。

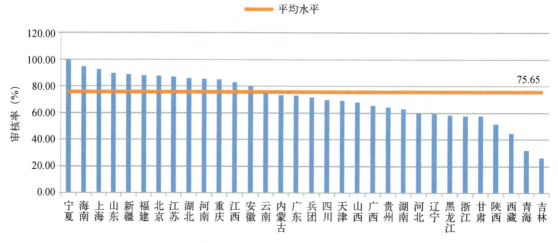

图 70　2023 年全国各省份三级公立医院急诊处方审核率

表 23　2023 年全国各省份三级公立医院急诊处方审核率

省份	纳入医院数量	急诊处方审核率（%）	省份	纳入医院数量	急诊处方审核率（%）
安徽	61	79.90	江西	53	82.71
北京	42	87.52	辽宁	78	59.45
兵团	12	71.68	内蒙古	32	73.48
福建	43	87.73	宁夏	10	99.81
甘肃	35	57.55	青海	14	31.87
广东	132	72.99	山东	94	89.54
广西	55	65.45	山西	38	68.10
贵州	39	64.15	陕西	36	51.76
海南	13	94.37	上海	30	92.45
河北	52	59.65	四川	181	69.78
河南	97	85.52	天津	29	69.27
黑龙江	47	58.12	西藏	2	44.51
湖北	98	85.84	新疆	32	88.73
湖南	62	63.02	云南	59	75.22
吉林	21	26.14	浙江	69	57.57
江苏	94	86.95	重庆	39	84.95

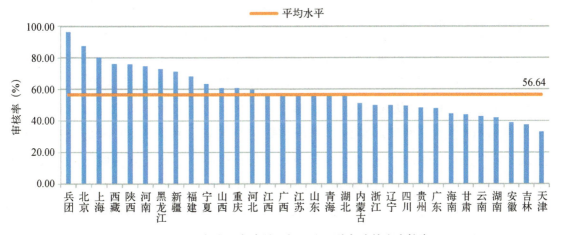

图 71　2023 年全国各省份二级公立医院急诊处方审核率

55

表 24　2023 年全国各省份二级公立医院急诊处方审核率

省份	纳入医院数量	急诊处方审核率（%）	省份	纳入医院数量	急诊处方审核率（%）
安徽	26	38.88	江西	84	57.35
北京	19	87.58	辽宁	59	49.95
兵团	3	96.35	内蒙古	96	51.06
福建	70	68.40	宁夏	18	63.48
甘肃	49	44.02	青海	46	56.27
广东	152	47.95	山东	165	56.40
广西	94	57.33	山西	157	60.90
贵州	74	48.45	陕西	135	75.86
海南	14	44.62	上海	33	80.01
河北	190	59.74	四川	167	49.62
河南	158	74.84	天津	16	33.11
黑龙江	71	72.86	西藏	20	76.09
湖北	77	55.63	新疆	86	71.31
湖南	73	42.04	云南	148	42.94
吉林	57	37.61	浙江	73	50.11
江苏	88	56.61	重庆	42	60.90

（3）住院用药医嘱审核率：住院用药医嘱审核率是指在药品调配前，药师审核住院患者用药医嘱条目数占同期住院患者用药医嘱总条目数的比例。2023 年度调查共纳入数据有效的医院 5067 家，其中三级公立医院 1708 家、二级公立医院 2453 家、三级民营医院 152 家、二级民营医院 754 家。

①平均值法统计结果：2023 年全国住院用药医嘱审核率为 69.88%，较 2022 年（58.27%）增加了 11.61 个百分点，其中三级公立医院、二级公立医院、三级民营医院、二级民营医院住院用药医嘱审核率分别为 71.19%、61.81%、62.12% 和 86.30%，见图 72。与 2022 年相比，各级别医院的住院用药医嘱审核率均有所提升。

②中位数法统计结果：2023 年全国住院用药医嘱审核率中位数为 99.26%，其中三级公立医院、二级公立医院、三级民营医院、二级民营医院住院用药医嘱审核率中位数分别为 96.23%、95.90%、98.34% 和 100.00%，见图 73。

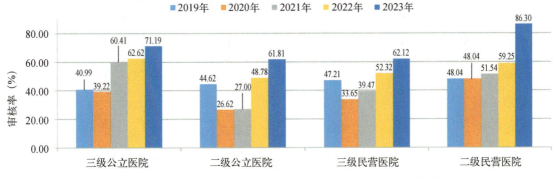

图 72　2019—2023 年全国不同类别医院住院用药医嘱审核率

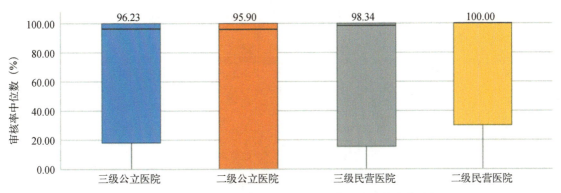

图 73　2023 年全国不同类别医院住院用药医嘱审核率中位数

以省份为单位进行统计，全国三级公立医院和二级公立医院住院用药医嘱审核率平均水平分别为 71.19% 和 61.81%，见图 74、表 25 及图 75、表 26。三级公立医院住院用药医嘱审核率最高的省份为上海（93.62%），最低的省份为吉林（25.60%）；二级公立医院住院用药医嘱审核率最高的省份为上海（95.04%），最低的省份为青海（20.04%）。

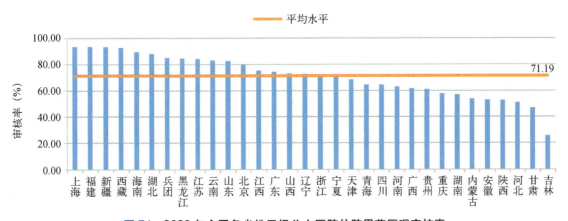

图 74　2023 年全国各省份三级公立医院住院用药医嘱审核率

表 25　全国各省份三级公立医院住院用药医嘱审核率

省份	纳入医院数量	住院用药医嘱审核率（%）	省份	纳入医院数量	住院用药医嘱审核率（%）
安徽	73	52.92	江西	49	75.04
北京	42	79.72	辽宁	77	72.70
兵团	13	85.25	内蒙古	31	53.73
福建	44	93.49	宁夏	11	71.03
甘肃	35	47.03	青海	14	64.50
广东	134	74.30	山东	95	82.61
广西	53	61.83	山西	39	73.12
贵州	38	60.96	陕西	36	52.67
海南	14	89.54	上海	31	93.62
河北	54	51.03	四川	175	64.48
河南	94	63.10	天津	29	68.54
黑龙江	50	84.72	西藏	2	92.95
湖北	98	88.07	新疆	31	93.23
湖南	58	56.81	云南	60	82.96
吉林	23	25.60	浙江	75	71.64
江苏	93	84.25	重庆	37	57.95

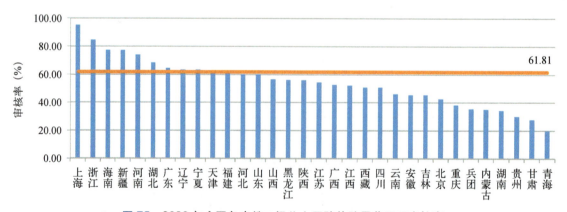

图 75　2023 年全国各省份二级公立医院住院用药医嘱审核率

表 26　2023 年全国各省份二级公立医院住院用药医嘱审核率

省份	纳入医院数量	住院用药医嘱审核率（%）	省份	纳入医院数量	住院用药医嘱审核率（%）
安徽	40	45.58	江西	79	52.10
北京	20	42.55	辽宁	71	63.42
兵团	4	35.43	内蒙古	94	35.14
福建	63	60.95	宁夏	17	63.41
甘肃	46	27.88	青海	51	20.04
广东	146	64.54	山东	158	59.91
广西	79	52.64	山西	135	56.73
贵州	67	30.23	陕西	108	55.95
海南	11	77.40	上海	35	95.04
河北	180	60.06	四川	174	50.70
河南	150	73.93	天津	19	62.74
黑龙江	82	56.37	西藏	14	50.71
湖北	84	68.41	新疆	85	77.09
湖南	58	34.35	云南	153	46.00
吉林	44	45.47	浙江	75	84.52
江苏	70	54.47	重庆	41	38.21

3. 处方点评率

（1）门诊处方点评率：门诊处方点评率是指医疗机构点评的门诊处方人次数占同期门诊处方总人次数的比例。2023 年度纳入统计的 6535 家样本医院总数中，该项指标数据填报有效的医院为 6311 家（纳入该项指标的统计），其中三级公立医院 1836 家，二级公立医院 3208 家，三级民营医院 176 家，二级民营医院 1091 家。

①平均值法统计结果：2023 年，全国门诊处方点评率为 15.78%，较 2022 年（16.20%）降低了 0.42 个百分点，其中三级公立医院、二级公立医院、三级民营医院、二级民营医院门诊处方点评率分别为 18.51%、10.67%、14.00%、13.56%，见图 76。

②中位数法统计结果：2023 年全国门诊处方点评率中位数为 6.37%，其中三级公立医院、二级公立医院、三级民营医院、二级民营医院门诊处方点评率中位数分别为 10.53%、4.88%、6.00% 和 6.30%，见图 77。

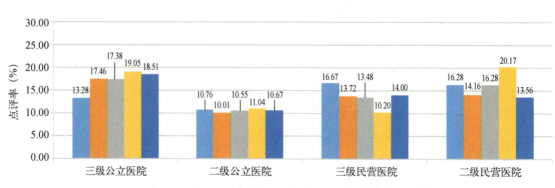

图 76　2019—2023 年全国不同类别医院门诊处方点评率

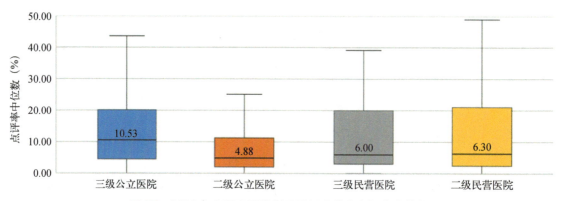

图 77　2023 年全国不同类别医院门诊处方点评率中位数

以省份为单位进行统计，全国三级公立医院和二级公立医院门诊处方点评率平均水平分别为 18.51%、10.67%，见图 78、表 27 及图 79、表 28。三级公立医院门诊处方点评率最高的省份为北京（45.39%），最低的省份为西藏（1.05%）；二级公立医院门诊处方点评率最高的省份为浙江（30.53%），最低的省份为安徽（3.90%）。

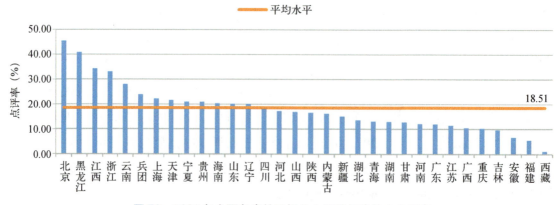

图 78　2023 年全国各省份三级公立医院门诊处方点评率

表 27　2023 年全国各省份三级公立医院门诊处方点评率

省份	纳入医院数量	门诊处方点评率（%）	省份	纳入医院数量	门诊处方点评率（%）
安徽	83	6.72	江西	59	34.28
北京	43	45.39	辽宁	86	20.06
兵团	13	23.85	内蒙古	37	16.14
福建	47	5.54	宁夏	11	21.06
甘肃	38	12.83	青海	15	13.09
广东	137	11.99	山东	97	20.18
广西	59	10.49	山西	38	16.92
贵州	44	20.91	陕西	40	16.58
海南	15	20.42	上海	31	22.21
河北	57	17.26	四川	190	18.82
河南	104	12.19	天津	30	21.79
黑龙江	54	40.86	西藏	3	1.05
湖北	106	13.58	新疆	33	15.10
湖南	65	12.96	云南	60	28.11
吉林	28	9.70	浙江	78	33.00
江苏	96	11.51	重庆	39	10.34

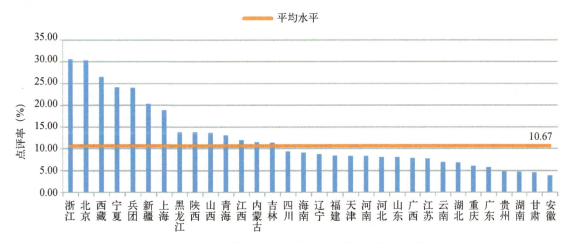

图 79　2023 年全国各省份二级公立医院门诊处方点评率

表 28　2023 年全国各省份二级公立医院门诊处方点评率

省份	纳入医院数量	门诊处方点评率（%）	省份	纳入医院数量	门诊处方点评率（%）
安徽	71	3.90	江西	107	11.97
北京	23	30.31	辽宁	99	8.76
兵团	5	24.09	内蒙古	112	11.51
福建	79	8.42	宁夏	24	24.13
甘肃	58	4.56	青海	59	13.13
广东	175	5.76	山东	193	8.04
广西	114	7.86	山西	179	13.68
贵州	96	4.83	陕西	152	13.77
海南	15	9.14	上海	37	18.92
河北	233	8.12	四川	213	9.44
河南	195	8.36	天津	26	8.37
黑龙江	110	13.80	西藏	23	26.54
湖北	109	6.84	新疆	109	20.32
湖南	90	4.77	云南	178	7.00
吉林	69	11.44	浙江	109	30.53
江苏	97	7.78	重庆	49	6.10

（2）急诊处方点评率：急诊处方点评率是指医疗机构点评的急诊处方人次数占同期急诊处方总人次数的比例。2023 年度纳入统计的 6535 家样本医院总数中，该项指标数据填报有效的医院为 5011 家（纳入该项指标的统计），其中三级公立医院 1676 家，二级公立医院 2578 家，三级民营医院 152 家，二级民营医院 605 家。

①平均值法统计结果：2023 年全国急诊处方点评率为 16.42%，较 2022 年（16.86%）降低了 0.44 个百分点，其中三级公立医院、二级公立医院、三级民营医院、二级民营医院急诊处方点评率分别为 19.04%、11.22%、12.73%、15.01%，见图 80。

②中位数法统计结果：2023 年全国急诊处方点评率中位数为 7.29%，其中三级公立医院、二级公立医院、三级民营医院、二级民营医院急诊处方点评率中位数分别为 9.03%、5.82%、7.61% 和 10.35%，见图 81。

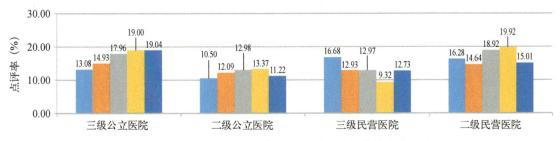

图 80　2019—2023 年全国不同类别医院急诊处方点评率

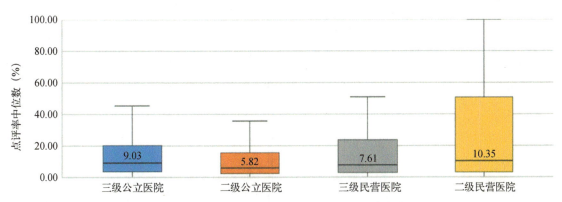

图 81　2023 年全国不同类别医院急诊处方点评率中位数

以省份为单位进行统计，全国三级公立医院和二级公立医院急诊处方点评率平均水平分别为 19.04% 和 11.22%，见图 82、表 29 及图 83、表 30。三级公立医院急诊处方点评率最高的省份为北京（50.72%），最低的省份为西藏（0.87%）；二级公立医院急诊处方点评率最高的省份为兵团（47.85%），最低的省份为重庆（4.27%）。三级公立医院的急诊处方点评率高于二级公立医院。

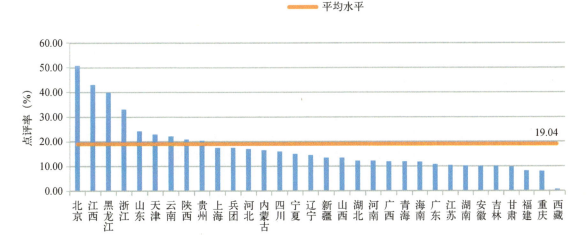

图 82　2023 年全国各省份三级公立医院急诊处方点评率

表 29 2023 年全国各省份三级公立医院急诊处方点评率

省份	纳入医院数量	急诊处方点评率（%）	省份	纳入医院数量	急诊处方点评率（%）
安徽	55	10.14	江西	49	43.16
北京	41	50.72	辽宁	79	14.57
兵团	12	17.63	内蒙古	35	16.57
福建	43	8.25	宁夏	11	14.97
甘肃	33	9.86	青海	12	11.95
广东	131	10.88	山东	92	24.30
广西	50	12.02	山西	39	13.54
贵州	37	20.46	陕西	36	21.02
海南	14	11.86	上海	30	17.63
河北	54	17.03	四川	175	16.00
河南	97	12.36	天津	30	22.95
黑龙江	46	39.83	西藏	1	0.87
湖北	98	12.37	新疆	33	13.56
湖南	60	10.37	云南	58	22.08
吉林	27	10.05	浙江	68	33.06
江苏	95	10.40	重庆	35	8.07

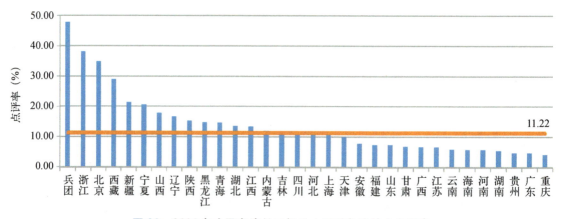

图 83 2023 年全国各省份二级公立医院急诊处方点评率

表 30　2023 年全国各省份二级公立医院急诊处方点评率

省份	纳入医院数量	急诊处方点评率（%）	省份	纳入医院数量	急诊处方点评率（%）
安徽	26	7.86	江西	86	13.53
北京	20	34.80	辽宁	59	16.78
兵团	2	47.85	内蒙古	95	12.07
福建	70	7.43	宁夏	18	20.54
甘肃	52	6.95	青海	47	14.73
广东	161	4.83	山东	163	7.33
广西	92	6.79	山西	154	17.88
贵州	71	4.86	陕西	135	15.28
海南	15	5.88	上海	29	10.61
河北	199	10.97	四川	156	11.43
河南	164	5.82	天津	17	10.06
黑龙江	75	14.82	西藏	20	29.00
湖北	78	13.60	新疆	96	21.40
湖南	73	5.57	云南	138	5.98
吉林	60	11.69	浙江	76	38.04
江苏	91	6.70	重庆	40	4.27

（3）住院用药医嘱点评率：住院用药医嘱点评率是指医疗机构点评的出院病历数占同期出院患者人次数的比例。2023 年纳入统计的 6535 家样本医院总数中，该项指标填报有效的医院为 6010 家（纳入该项指标的统计），其中三级公立医院 1833 家，二级公立医院 3082 家，三级民营医院 163 家，二级民营医院 932 家。

①平均值法统计结果：2023 年全国住院用药医嘱点评率为 19.50%，较 2022 年（19.71%）降低了 0.21 个百分点，其中三级公立医院、二级公立医院、三级民营医院、二级民营医院的住院用药医嘱点评率分别为 21.38%、16.22%、17.71%、15.46%，见图 84。与往年相比，除三级公立医院外，其他级别医院住院用药医嘱点评率均有不同程度的下降。

②中位数法统计结果：2023 年全国住院用药医嘱点评率中位数为 12.99%，其中三级公立医院、二级公立医院、三级民营医院、二级民营医院住院用药医嘱点评率中位数分别为 19.72%、10.61%、13.03% 和 10.05%，见图 85。

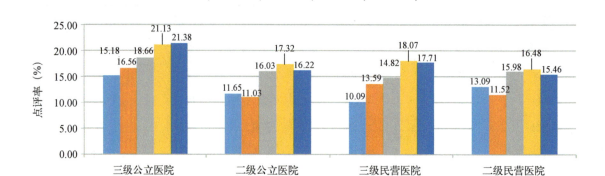

图 84 2019—2023 年全国不同类别医院住院用药医嘱点评率

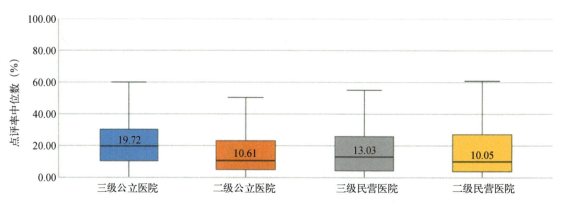

图 85 2023 年全国不同类别医院住院用药医嘱点评率中位数

以省份为单位进行统计，全国三级公立医院和二级公立医院住院用药医嘱点评率平均水平分别为21.38%、16.22%，见图86、表31及图87、表32。三级公立医院住院用药医嘱点评率最高的省份为内蒙古（38.15%），最低的省份为西藏（3.69%）；二级公立医院住院用药医嘱点评率最高的省份为兵团（39.21%），最低的省份为湖南（7.33%）。

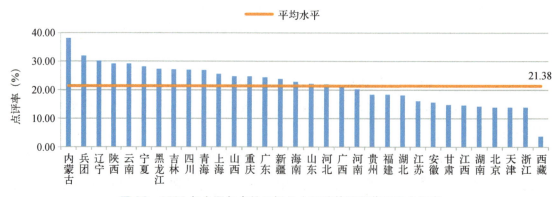

图 86 2023 年全国各省份三级公立医院住院用药医嘱点评率

表 31　2023 年全国各省份三级公立医院住院用药医嘱点评率

省份	纳入医院数量	住院用药医嘱点评率（%）	省份	纳入医院数量	住院用药医嘱点评率（%）
安徽	81	15.68	江西	59	14.74
北京	43	13.91	辽宁	87	30.25
兵团	13	31.91	内蒙古	37	38.15
福建	46	18.38	宁夏	11	28.18
甘肃	38	14.82	青海	15	26.87
广东	137	24.46	山东	96	22.20
广西	60	20.87	山西	39	24.78
贵州	44	18.38	陕西	39	29.20
海南	15	22.86	上海	31	25.62
河北	57	22.08	四川	190	27.02
河南	104	20.19	天津	30	13.87
黑龙江	53	27.34	西藏	3	3.69
湖北	105	18.18	新疆	32	23.91
湖南	64	14.27	云南	59	29.18
吉林	31	27.11	浙江	79	13.86
江苏	96	16.16	重庆	39	24.75

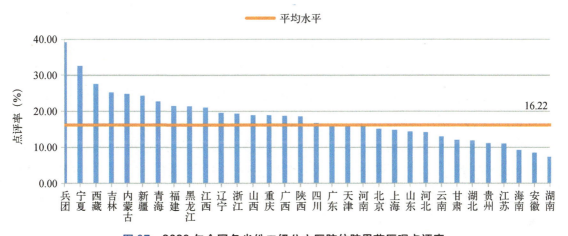

图 87　2023 年全国各省份二级公立医院住院用药医嘱点评率

表 32　2023 年全国各省份二级公立医院住院用药医嘱点评率

省份	纳入医院数量	住院用药医嘱点评率（%）	省份	纳入医院数量	住院用药医嘱点评率（%）
安徽	68	8.54	江西	107	21.07
北京	22	15.22	辽宁	90	19.68
兵团	5	39.21	内蒙古	102	24.88
福建	81	21.53	宁夏	23	32.69
甘肃	55	12.05	青海	56	22.78
广东	177	16.63	山东	184	14.43
广西	112	18.80	山西	171	18.92
贵州	92	11.10	陕西	146	18.58
海南	14	9.28	上海	36	14.80
河北	227	14.23	四川	205	16.85
河南	190	15.84	天津	24	15.91
黑龙江	98	21.42	西藏	15	27.57
湖北	106	11.92	新疆	104	24.34
湖南	86	7.33	云南	173	13.08
吉林	61	25.23	浙江	109	19.39
江苏	95	11.05	重庆	48	18.88

4.门诊处方合格率　是指点评合格的门诊处方数占同期点评的门诊处方数的比例。2023 年度纳入统计的 6535 家样本医院总数中，该项指标数据填报有效的医院为 6227 家（纳入该项指标的统计），其中三级公立医院 1832 家，二级公立医院 3161 家，三级民营医院 173 家，二级民营医院 1061 家。

（1）平均值法统计结果：2023 年全国门诊处方合格率为 94.74%，较 2022 年（88.49%）增加了 6.25 个百分点，其中三级公立医院、二级公立医院、三级民营医院、二级民营医院门诊处方合格率分别为 95.37%、92.96%、96.46%、90.44%，见图 88。

（2）中位数法统计结果：2023 年全国门诊处方合格率中位数为 97.44%，其中三级公立医院、二级公立医院、三级民营医院、二级民营医院门诊处方合格率中位数分别为 98.28%、96.99%、98.00% 和 97.00%，见图 89。

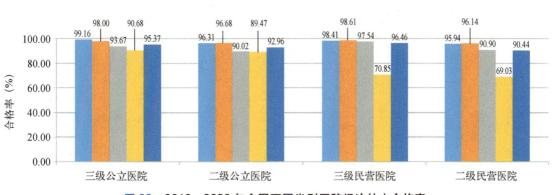

图 88 2019—2023 年全国不同类别医院门诊处方合格率

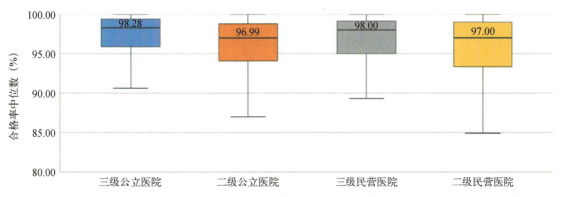

图 89 2023 年全国不同类别医院门诊处方合格率中位数

以省份为单位进行统计，全国三级公立医院和二级公立医院门诊处方合格率平均水平分别为 95.37% 和 92.96%，见图 90、表 33 及图 91、表 34。三级公立医院门诊处方合格率最高的省份为宁夏（99.34%），最低的省份为甘肃（84.70%）；二级公立医院门诊处方合格率最高的省份为上海（99.37%），最低的省份为福建（74.76%）。

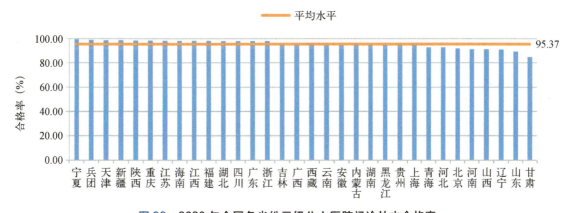

图 90 2023 年全国各省份三级公立医院门诊处方合格率

表 33 　2023 年全国各省份三级公立医院门诊处方合格率

省份	纳入医院数量	门诊处方合格率（%）	省份	纳入医院数量	门诊处方合格率（%）
安徽	83	95.38	江西	59	98.13
北京	43	91.78	辽宁	88	90.86
兵团	13	98.99	内蒙古	35	95.21
福建	47	98.10	宁夏	11	99.34
甘肃	38	84.70	青海	15	92.96
广东	136	97.84	山东	94	89.18
广西	59	96.15	山西	39	91.33
贵州	44	94.81	陕西	39	98.57
海南	15	98.18	上海	30	94.63
河北	57	92.82	四川	191	97.89
河南	103	91.36	天津	30	98.82
黑龙江	54	94.92	西藏	3	95.77
湖北	105	98.08	新疆	33	98.77
湖南	64	95.04	云南	60	95.72
吉林	30	96.43	浙江	79	97.84
江苏	96	98.23	重庆	39	98.41

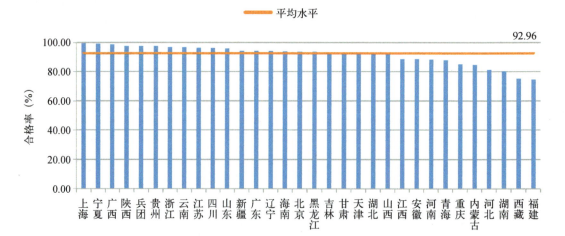

图 91 　2023 年全国各省份二级公立医院门诊处方合格率

表34　2023年全国各省份二级公立医院门诊处方合格率

省份	纳入医院数量	门诊处方合格率（%）	省份	纳入医院数量	门诊处方合格率（%）
安徽	72	88.51	江西	106	88.61
北京	23	93.63	辽宁	97	94.02
兵团	5	97.52	内蒙古	109	84.57
福建	80	74.76	宁夏	24	99.04
甘肃	57	93.37	青海	59	87.78
广东	173	94.42	山东	192	96.02
广西	113	98.64	山西	174	92.04
贵州	92	97.46	陕西	148	97.54
海南	14	93.96	上海	36	99.37
河北	230	81.28	四川	209	96.25
河南	195	88.45	天津	25	93.08
黑龙江	109	93.51	西藏	22	75.16
湖北	109	92.11	新疆	106	94.50
湖南	90	80.13	云南	175	96.64
吉林	65	93.43	浙江	108	96.71
江苏	95	96.60	重庆	49	85.28

5. 重点监控合理用药药品消耗金额占比　重点监控合理用药药品是指在某种疾病治疗中非必需、临床疗效证据不充分、未获得权威疾病诊疗指南推荐或不具备药物经济学优势、且用量大或采购金额高的药品，其消耗金额占比是反映药品使用合理性的重要指标。2023年度调查重点监控合理用药药品是指国家卫生健康委公布的《第一批国家重点监控合理用药药品目录（化药及生物制品）》收录的药品。通过统计重点监控药品的消耗金额占药品总费用的比例来反映重点监控药品的使用情况。2023年度纳入统计的6535家样本医院数中，该项指标数据填报有效的医院为5922家（纳入该项指标的统计），其中三级公立医院1827家，二级公立医院3092家，三级民营医院162家，二级民营医院841家。

（1）平均值法统计结果：2023年全国重点监控合理用药药品消耗金额占比为6.23%，较2022年（2.10%）增加了4.13个百分点，其中三级公立医院、二级公立医院、三级民营医院、二级民营医院重点监控合理用药药品消耗金额占比分别为5.58%、4.96%、8.18%、13.69%，见图92。

（2）中位数法统计结果：2023 年全国重点监控合理用药药品消耗金额占比中位数为8.59%，其中三级公立医院、二级公立医院、三级民营医院、二级民营医院重点监控合理用药药品消耗金额占比中位数分别为9.08%、7.98%、11.25% 和9.98%，见图93。

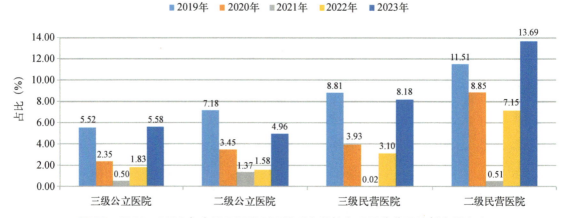

图 92　2019—2023 年全国不同类别医院重点监控合理用药药品消耗金额占比

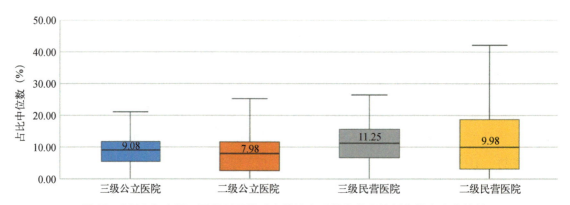

图 93　2023 年全国不同类别医院重点监控合理用药药品消耗金额占比中位数

以省份为单位进行统计，全国三级公立医院和二级公立医院重点监控合理用药药品消耗金额占比平均水平分别为5.58% 和4.96%，见图94、表35 及图95、表36。三级公立医院重点监控合理用药药品消耗金额占比最高的省份为陕西（17.16%），最低的省份为内蒙古（0.03%）；二级公立医院重点监控合理用药药品消耗金额占比最高的省份为福建（12.37%），最低的省份为吉林（0.32%）。

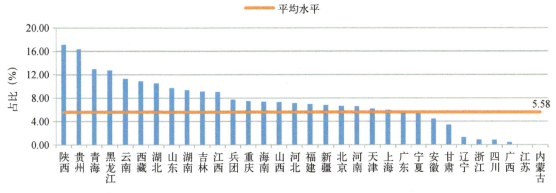

图 94　2023 年全国各省份三级公立医院重点监控合理用药药品消耗金额占比

表 35　2023 年全国各省份三级公立医院重点监控合理用药药品消耗金额占比

省份	纳入医院数量	重点监控合理用药药品消耗金额占比（％）	省份	纳入医院数量	重点监控合理用药药品消耗金额占比（％）
安徽	82	4.45	江西	58	9.05
北京	41	6.63	辽宁	86	1.31
兵团	13	7.71	内蒙古	36	0.03
福建	47	6.96	宁夏	11	5.35
甘肃	38	3.39	青海	15	12.98
广东	137	5.69	山东	97	9.75
广西	59	0.42	山西	39	7.31
贵州	42	16.41	陕西	40	17.16
海南	15	7.37	上海	31	5.95
河北	55	7.07	四川	188	0.80
河南	104	6.55	天津	29	6.17
黑龙江	53	12.75	西藏	3	10.86
湖北	106	10.53	新疆	33	6.79
湖南	64	9.41	云南	60	11.26
吉林	31	9.10	浙江	79	0.89
江苏	96	0.06	重庆	39	7.48

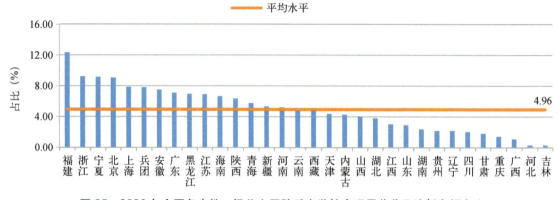

图 95　2023 年全国各省份二级公立医院重点监控合理用药药品消耗金额占比

表 36　2023 年全国各省份二级公立医院重点监控合理用药药品消耗金额占比

省份	纳入医院数量	重点监控合理用药药品消耗金额占比（%）	省份	纳入医院数量	重点监控合理用药药品消耗金额占比（%）
安徽	70	7.54	江西	108	3.07
北京	21	9.07	辽宁	96	2.20
兵团	5	7.81	内蒙古	107	4.29
福建	78	12.37	宁夏	24	9.15
甘肃	53	1.82	青海	58	5.75
广东	176	7.11	山东	185	2.92
广西	113	1.10	山西	171	3.95
贵州	91	2.21	陕西	150	6.32
海南	15	6.66	上海	35	7.85
河北	219	0.34	四川	193	2.06
河南	188	5.21	天津	24	4.40
黑龙江	111	6.98	西藏	17	4.83
湖北	101	3.82	新疆	108	5.35
湖南	85	2.39	云南	174	5.03
吉林	67	0.32	浙江	109	9.25
江苏	93	6.95	重庆	47	1.49

6. 患者次均药费

（1）门诊患者次均药费：2023 年度纳入统计的 6535 家样本医院总数中，该项指标数据填报有效的医院为 6220 家（纳入该项指标的统计），其中三级公立医院 1822 家，二级公立医院 3151 家，三级民营医院 171 家，二级民营医院 1076 家。从分布情况看，2023 年全国门诊患者次均药费中位数为 91.00 元，较 2022 年（85.12 元）增加了 5.88 元，其中三级公立医院、二级公立医院、三级民营医院、二级民营医院门诊患者次均药费中位数分别为 108.00 元、78.00 元、138.00 元、92.00 元，见图 96。

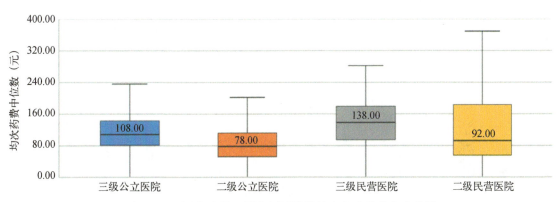

图 96　2023 年全国不同类别医院门诊患者次均药费中位数

（2）急诊患者次均药费：2023 年度纳入统计的 6535 家样本医院总数中，该项指标数据填报有效的医院为 5129 家，其中三级公立医院 1723 家，二级公立医院 2642 家，三级民营医院 155 家，二级民营医院 609 家。从分布情况看，2023 年全国急诊患者次均药费中位数为 63.00 元，较 2022 年（60.95 元）增加了 2.05 元，其中三级公立医院、二级公立医院、三级民营医院、二级民营医院急诊患者次均药费中位数分别为 67.00 元、58.00 元、80.00 元和 75.00 元，见图 97。

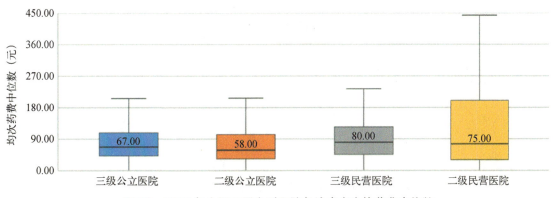

图 97　2023 年全国不同类别医院急诊患者次均药费中位数

7. 住院患者静脉输液使用情况

（1）住院患者静脉输液使用率：住院患者静脉输液使用率是指使用静脉输液的住院患者数占同期住院患者总数的比例，是反映医疗机构住院患者静脉输液使用情况的指标之一。2023 年度纳入统计的 6535 家样本医院总数中，该项指标数据填报有效的医院为 5837 家（纳入该项指标的统计），其中三级公立医院 1812 家，二级公立医院 2939 家，三级民营医院 164 家，二级民营医院 922 家。

①平均值法统计结果：2023 年全国住院患者静脉输液使用率为 86.24%，较 2022 年（88.19%）降低了 1.95 个百分点，其中三级公立医院、二级公立医院、三级民营医院、二级民营医院住院患者静脉输液使用率分别为 85.34%、88.07%、89.83%、84.93%，见图 98。

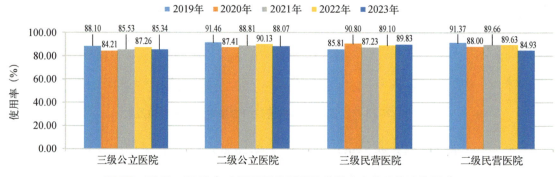

图 98　2019—2023 年全国不同类别医院住院患者静脉输液使用率

②中位数法统计结果：2023 年全国住院患者静脉输液使用率中位数为 92.30%，其中三级公立医院、二级公立医院、三级民营医院、二级民营医院住院患者静脉输液使用率中位数分别为 89.60%、93.52%、91.54% 和 96.76%，见图 99。

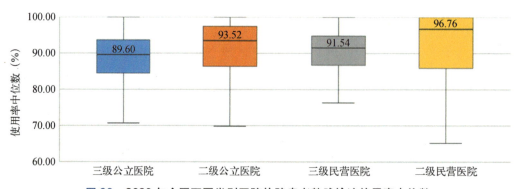

图 99　2023 年全国不同类别医院住院患者静脉输液使用率中位数

　　以省份为单位进行统计，全国三级公立医院和二级公立医院住院患者静脉输液使用率平均水平分别为85.34%、88.07%，见图100、表37及图101、表38。三级公立医院住院患者静脉输液使用率最高的省份为黑龙江（92.18%），最低的省份为浙江（67.39%）；二级公立医院住院患者静脉输液使用率最高的省份为陕西（93.85%），最低的省份为江苏（71.41%）。三级公立医院住院患者静脉输液使用率低于二级公立医院。

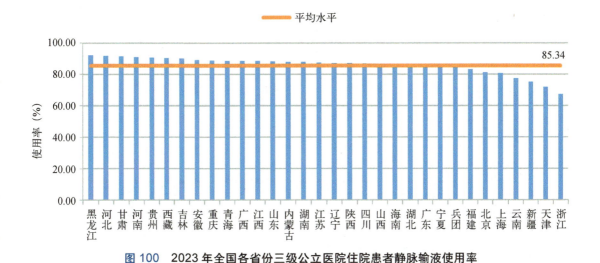

图 100　2023 年全国各省份三级公立医院住院患者静脉输液使用率

表 37　2023 年全国各省份三级公立医院住院患者静脉输液使用率

省份	纳入医院数量	住院患者静脉输液使用率（%）	省份	纳入医院数量	住院患者静脉输液使用率（%）
安徽	81	88.84	河北	102	91.61
北京	41	81.02	河南	53	90.79
兵团	46	84.22	黑龙江	103	92.18
福建	38	83.00	湖北	61	85.79
甘肃	137	91.29	湖南	31	87.76
广东	59	84.88	吉林	94	90.05
广西	43	88.36	江苏	56	87.45
贵州	15	90.71	江西	84	88.29
海南	57	85.83	辽宁	35	87.05

续表

省份	纳入医院数量	住院患者静脉输液使用率（%）	省份	纳入医院数量	住院患者静脉输液使用率（%）
内蒙古	11	88.00	四川	30	86.86
宁夏	15	84.72	天津	2	72.05
青海	97	88.43	西藏	13	90.40
山东	38	88.12	新疆	32	75.10
山西	40	86.55	云南	60	77.41
陕西	30	86.96	浙江	79	67.39
上海	191	80.74	重庆	38	88.78

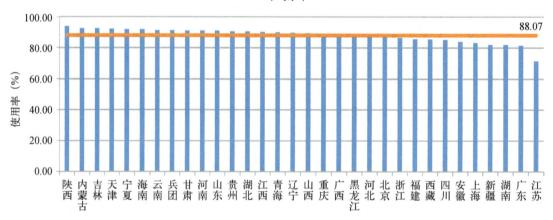

图 101　2023 年全国各省份二级公立医院住院患者静脉输液使用率

表 38　2023 年全国各省份二级公立医院住院患者静脉输液使用率

省份	纳入医院数量	住院患者静脉输液使用率（%）	省份	纳入医院数量	住院患者静脉输液使用率（%）
安徽	69	84.13	贵州	14	90.80
北京	21	87.93	海南	218	92.08
兵团	79	91.48	河北	173	88.26
福建	54	85.78	河南	104	91.19
甘肃	160	91.31	黑龙江	97	88.62
广东	105	81.35	湖北	74	90.68
广西	83	89.06	湖南	66	81.92

续表

省份	纳入医院数量	住院患者静脉输液使用率（%）	省份	纳入医院数量	住院患者静脉输液使用率（%）
吉林	84	92.63	陕西	34	93.85
江苏	98	71.41	上海	203	83.47
江西	81	90.51	四川	23	85.16
辽宁	96	89.93	天津	14	92.22
内蒙古	22	92.64	西藏	5	85.66
宁夏	59	92.18	新疆	107	81.98
青海	172	90.11	云南	177	91.51
山东	159	91.13	浙江	109	86.72
山西	133	89.53	重庆	46	89.44

（2）住院患者平均每床日静脉输液使用数量：住院患者平均每床日静脉输液使用数量，是指平均每位住院患者在住院期间每日使用静脉输液的数量（瓶/袋），也是反映医疗机构住院患者静脉输液使用情况的指标之一。2023年度纳入统计的6535家样本医院总数中，该项指标数据填报有效的医院为5308家（纳入该项指标的统计），其中三级公立医院1731家，二级公立医院2663家，三级民营医院139家，二级民营医院775家。

①平均值法统计结果：2023年全国住院患者平均每床日静脉输液使用数量为2.87瓶/袋，较2022年（3.18瓶/袋）下降了0.31瓶/袋，其中三级公立医院、二级公立医院、三级民营医院、二级民营医院住院患者平均每床日静脉输液使用数量分别为3.27、2.96、3.00和2.26（瓶/袋），见图102。

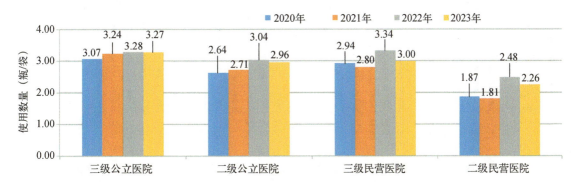

图102　2020—2023年全国不同类别医院住院患者平均每床日静脉输液使用数量

②中位数法统计结果：2023 年全国住院患者平均每床日静脉输液使用数量中位数为 3.06 瓶 / 袋，其中三级公立医院、二级公立医院、三级民营医院、二级民营医院住院患者平均每床日静脉输液使用数量中位数分别为 3.23、3.04、3.14 和 2.09（瓶 / 袋），见图 103。

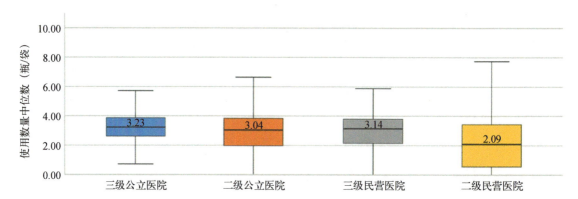

图 103　2023 年全国不同类别医院住院患者平均每床日静脉输液使用数量中位数

以省份为单位进行统计，全国三级公立医院和二级公立医院住院患者平均每床日静脉输液使用数量平均水平分别为 3.27（瓶 / 袋）和 2.96（瓶 / 袋），见图 104、表 39 及图 105、表 40。三级公立医院住院患者平均每床日静脉输液使用数量最高的省份为吉林（4.17 瓶 / 袋），最低的省份为宁夏（2.32 瓶 / 袋）；二级公立医院住院患者平均每床日静脉输液使用数量最高的省份为湖南（3.53 瓶 / 袋），最低的省份为兵团（2.10 瓶 / 袋）。

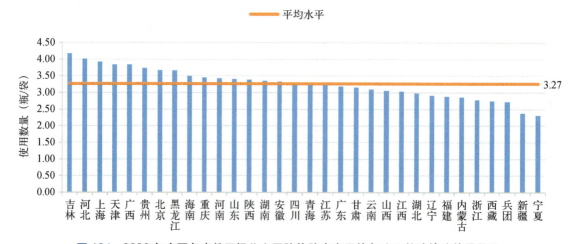

图 104　2023 年全国各省份三级公立医院住院患者平均每床日静脉输液使用数量

表 39　2023 年全国各省份三级公立医院住院患者平均每床日静脉输液使用数量

省份	纳入医院数量	住院患者平均每床日静脉输液使用数量（瓶／袋）	省份	纳入医院数量	住院患者平均每床日静脉输液使用数量（瓶／袋）
安徽	80	3.33	贵州	39	3.73
北京	36	3.67	海南	14	3.49
兵团	13	2.72	河北	55	4.01
福建	46	2.88	河南	98	3.43
甘肃	35	3.16	黑龙江	46	3.66
广东	135	3.19	湖北	98	2.98
广西	50	3.84	湖南	57	3.36
吉林	29	4.17	陕西	40	3.38
江苏	89	3.22	上海	27	3.92
江西	51	3.04	四川	190	3.24
辽宁	81	2.91	天津	30	3.84
内蒙古	33	2.87	西藏	2	2.74
宁夏	10	2.32	新疆	31	2.38
青海	14	3.22	云南	59	3.10
山东	95	3.40	浙江	79	2.77
山西	32	3.07	重庆	37	3.45

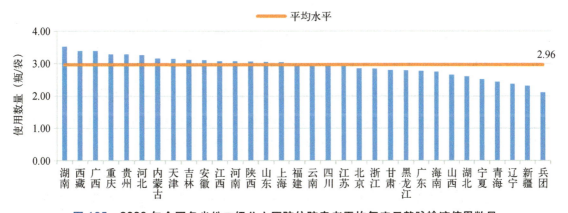

图 105　2023 年全国各省份二级公立医院住院患者平均每床日静脉输液使用数量

81

表 40　2023 年全国各省份二级公立医院住院患者平均每床日静脉输液使用数量

省份	纳入医院数量	住院患者平均每床日静脉输液使用数量（瓶 / 袋）	省份	纳入医院数量	住院患者平均每床日静脉输液使用数量（瓶 / 袋）
安徽	62	3.11	江西	96	3.08
北京	22	2.86	辽宁	78	2.38
兵团	4	2.10	内蒙古	88	3.16
福建	75	3.02	宁夏	20	2.52
甘肃	50	2.80	青海	56	2.44
广东	140	2.77	山东	157	3.06
广西	94	3.39	山西	122	2.66
贵州	77	3.28	陕西	117	3.07
海南	12	2.74	上海	30	3.04
河北	199	3.26	四川	184	2.97
河南	163	3.08	天津	23	3.15
黑龙江	87	2.79	西藏	12	3.39
湖北	89	2.60	新疆	103	2.31
湖南	69	3.53	云南	150	2.99
吉林	57	3.11	浙江	109	2.84
江苏	77	2.94	重庆	41	3.29

（3）住院患者平均每床日静脉输液使用体积：住院患者平均每床日静脉输液使用体积，是指平均每位住院患者在住院期间每日使用静脉输液的体积，也是反映医疗机构住院患者静脉输液使用情况的指标之一。2023 年纳入统计的 6535 家样本医院总数中，该项指标数据填报有效的医院为 4936 家（纳入该项指标的统计），其中三级公立医院 1630 家，二级公立医院 2470 家，三级民营医院 128 家，二级民营医院 708 家。

①平均值法统计结果：2023 年全国住院患者平均每床日静脉输液使用体积为 502.02ml，较 2022 年（614.32ml）减少了 112.30ml，其中三级公立医院、二级公立医院、三级民营医院、二级民营医院住院患者平均每床日静脉输液使用体积分别为 589.46ml、513.06ml、506.89ml、398.65ml，见图 106。

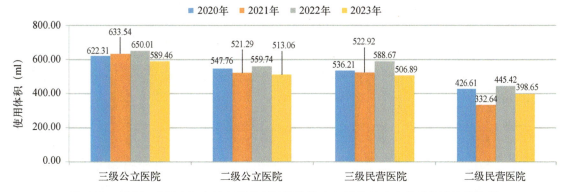

图 106　2020—2023 年全国不同类别医院住院患者平均每床日静脉输液使用体积

②中位数法统计结果：2023 年全国住院患者平均每床日静脉输液使用体积中位数为 550.69ml，其中三级公立医院、二级公立医院、三级民营医院、二级民营医院住院患者平均每床日静脉输液使用体积中位数分别为 600.87ml、542.37ml、536.18ml 和 350.52ml，见图 107。

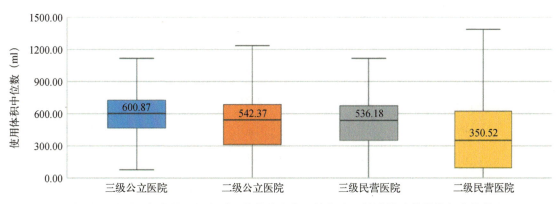

图 107　2023 年全国不同类别医院住院患者平均每床日静脉输液使用体积中位数

以省份为单位进行统计，全国三级公立医院和二级公立医院住院患者平均每床日静脉输液使用体积平均水平分别为 589.46ml 和 513.06ml，见图 108、表 41 及图 109、表 42。三级公立医院住院患者平均每床日静脉输液使用体积最高的省份为上海（855.23ml），最低的省份为西藏（302.88ml）；二级公立医院住院患者平均每床日静脉输液使用体积最高的省份为上海（673.78ml），最低的省份为西藏（290.20ml）。

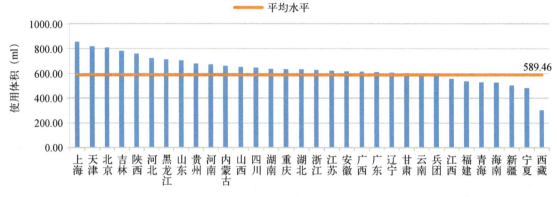

图 108　2023 年全国各省份三级公立医院住院患者平均每床日静脉输液使用体积

表 41　2023 年全国各省份三级公立医院住院患者平均每床日静脉输液使用体积

省份	纳入医院数量	住院患者平均每床日静脉输液使用体积（ml）	省份	纳入医院数量	住院患者平均每床日静脉输液使用体积（ml）
安徽	69	618.39	江西	72	554.95
北京	33	807.43	辽宁	30	607.96
兵团	45	581.43	内蒙古	10	661.93
福建	34	536.22	宁夏	11	480.10
甘肃	133	603.04	青海	91	527.17
广东	46	612.06	山东	31	704.16
广西	37	613.78	山西	39	653.38
贵州	14	680.94	陕西	29	759.93
海南	55	525.43	上海	183	855.23
河北	90	724.81	四川	30	646.60
河南	38	673.38	天津	2	817.64
黑龙江	97	712.30	西藏	13	302.88
湖北	57	633.51	新疆	31	504.08
湖南	29	637.51	云南	55	594.59
吉林	85	781.96	浙江	60	627.97
江苏	46	621.68	重庆	35	633.66

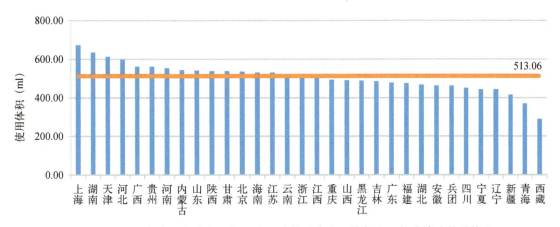

图 109 2023 年全国各省份二级公立医院住院患者平均每床日静脉输液使用体积

表 42 2023 年全国各省份二级公立医院住院患者平均每床日静脉输液使用体积

省份	纳入医院数量	住院患者平均每床日静脉输液使用体积（ml）	省份	纳入医院数量	住院患者平均每床日静脉输液使用体积（ml）
安徽	49	462.13	江西	76	504.64
北京	21	534.27	辽宁	79	442.78
兵团	73	461.66	内蒙古	21	543.70
福建	47	475.78	宁夏	53	444.36
甘肃	133	537.16	青海	148	368.94
广东	71	477.45	山东	119	541.74
广西	68	560.87	山西	110	491.23
贵州	11	560.85	陕西	32	538.21
海南	193	530.73	上海	157	673.78
河北	152	599.23	四川	23	450.07
河南	81	553.11	天津	11	612.66
黑龙江	82	489.33	西藏	5	290.20
湖北	65	467.28	新疆	100	414.40
湖南	59	635.12	云南	148	522.01
吉林	72	483.64	浙江	82	512.83
江苏	87	528.97	重庆	42	494.20

（4）住院患者中药注射剂静脉输液使用率：中药注射剂是指批准文号为国药准字"Z"开头的注射剂。住院患者中药注射剂静脉输液使用率是指使用中药注射剂进行静

脉输液的住院患者次数占同期住院患者人次数的比例，是反映医疗机构住院患者中药注射剂静脉输液使用情况的指标之一。2023 年度纳入统计的 6535 家样本医院总数量中，该项目指标数据填报有效的医院为 5506 家（纳入该项指标的统计），其中三级公立医院 1795 家，二级公立医院 2733 家，三级民营医院 165 家，二级民营医院 813 家。

①平均值法统计结果：2023 年全国住院患者中药注射剂静脉输液使用率为 17.51%，较 2022 年（17.52%）降低了 0.01 个百分点，其中三级公立医院、二级公立医院、三级民营医院、二级民营医院住院患者中药注射剂静脉输液使用率分别为 15.36%、21.51%、20.62%、22.22%，见图 110。

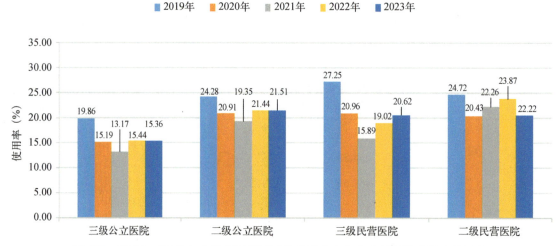

图 110　2019—2023 年全国不同类别医院住院患者中药注射剂静脉输液使用率

②中位数法统计结果：2023 年全国住院患者中药注射剂静脉输液使用率中位数为 17.57%，其中三级公立医院、二级公立医院、三级民营医院、二级民营医院住院患者中药注射剂静脉输液使用率中位数分别为 14.47%、19.94%、16.44% 和 18.12%，见图 111。

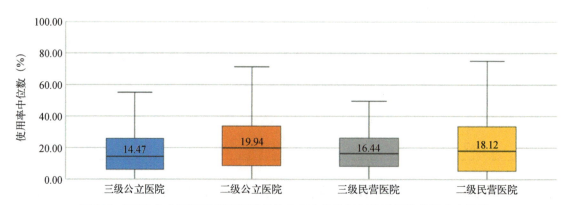

图 111　2023 年全国不同类别医院住院患者中药注射剂静脉输液使用率中位数

　　以省份为单位进行统计，全国三级公立医院和二级公立医院住院患者中药注射剂静脉输液使用率平均水平分别为15.36%、21.51%，见图112、表43及图113、表44。三级公立医院住院患者中药注射剂静脉输液使用率最高的省份为黑龙江（37.11%），最低的省份为西藏（1.34%）；二级公立医院住院患者中药注射剂静脉输液使用率最高的省份为吉林（44.10%），最低的省份为西藏（1.72%）。三级公立医院住院患者中药注射剂静脉输液低于二级公立医院。

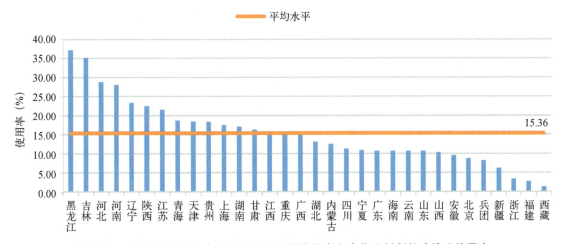

图112　2023年全国各省份三级公立医院住院患者中药注射剂静脉输液使用率

表43　2023年全国各省份三级公立医院住院患者中药注射剂静脉输液使用率

省份	纳入医院数量	住院患者中药注射剂静脉输液使用率（%）	省份	纳入医院数量	住院患者中药注射剂静脉输液使用率（%）
安徽	79	9.59	黑龙江	52	37.11
北京	36	8.74	湖北	105	13.16
兵团	13	8.31	湖南	64	17.12
福建	46	2.77	吉林	31	35.20
甘肃	37	16.28	江苏	94	21.59
广东	135	10.75	江西	54	15.60
广西	58	15.04	辽宁	80	23.34
贵州	40	18.41	内蒙古	35	12.56
海南	15	10.74	宁夏	11	10.97
河北	57	28.81	青海	15	18.70
河南	102	28.05	山东	98	10.67

续表

省份	纳入医院数量	住院患者中药注射剂静脉输液使用率（%）	省份	纳入医院数量	住院患者中药注射剂静脉输液使用率（%）
山西	38	10.33	西藏	2	1.34
陕西	40	22.60	新疆	32	6.22
上海	31	17.54	云南	60	10.73
四川	188	11.20	浙江	79	3.48
天津	30	18.49	重庆	38	15.46

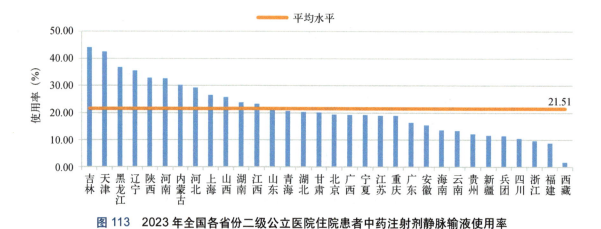

图 113　2023 年全国各省份二级公立医院住院患者中药注射剂静脉输液使用率

表 44　2023 年全国各省份二级公立医院住院患者中药注射剂静脉输液使用率

省份	纳入医院数量	住院患者中药注射剂静脉输液使用率（%）	省份	纳入医院数量	住院患者中药注射剂静脉输液使用率（%）
安徽	67	15.44	河北	195	29.31
北京	22	19.34	河南	157	32.67
兵团	5	11.50	黑龙江	80	36.78
福建	78	8.82	湖北	94	20.24
甘肃	46	20.17	湖南	74	23.85
广东	145	16.41	吉林	60	44.10
广西	101	19.20	江苏	77	18.93
贵州	78	12.17	江西	94	23.27
海南	14	13.67	辽宁	75	35.48

续表

省份	纳入医院数量	住院患者中药注射剂静脉输液使用率（%）	省份	纳入医院数量	住院患者中药注射剂静脉输液使用率（%）
内蒙古	91	30.18	四川	186	10.49
宁夏	19	19.19	天津	24	42.60
青海	55	20.70	西藏	13	1.72
山东	153	21.26	新疆	108	11.62
山西	145	25.72	云南	174	13.34
陕西	117	32.77	浙江	108	9.62
上海	33	26.54	重庆	45	18.91

（5）住院患者抗菌药物注射剂静脉输液使用率：住院患者抗菌药物注射剂静脉输液使用率是指住院患者使用抗菌药物注射剂进行静脉输液的人次占同期医疗机构住院患者人次数的比例，是反映医疗机构住院患者抗菌药物注射剂使用情况的指标之一。2023年度纳入统计的6535家样本医院总数量中，该项指标数据填报有效的医院为5658家（纳入该项指标的统计），其中三级公立医院1793家，二级公立医院2840家，三级民营医院156家，二级民营医院869家。

①平均值法统计结果：2023年全国住院患者抗菌药物注射剂静脉输液使用率为40.96%，较2022年（41.32%）降低了0.36个百分点，其中三级公立医院、二级公立医院、三级民营医院、二级民营医院住院患者抗菌药物注射剂静脉输液使用率分别为38.98%、44.03%、42.55%、49.88%，见图114。

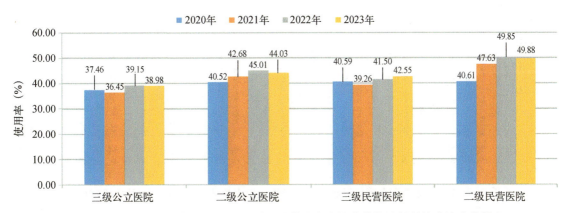

图 114　2020—2023年全国不同类别医院住院患者抗菌药物注射剂静脉输液使用率

②中位数法统计结果：2023 年全国住院患者抗菌药物注射剂静脉输液使用率中位数为 44.35%，其中三级公立医院、二级公立医院、三级民营医院、二级民营医院住院患者抗菌药物注射剂静脉输液使用率中位数分别为 41.28%、46.33%、44.24% 和 48.26%，见图 115。

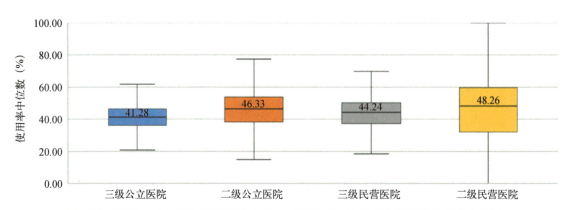

图 115　2023 年全国不同类别医院住院患者抗菌药物注射剂静脉输液使用率中位数

以省份为单位进行统计，全国三级公立医院和二级公立医院住院患者抗菌药物注射剂静脉输液使用率平均水平分别为 38.98% 和 44.03%，见图 116、表 45 及图 117、表 46。三级公立医院住院患者抗菌药物注射剂静脉输液使用率最高的省份为西藏（49.78%），最低的省份为天津（29.71%）；二级公立医院住院患者抗菌药物注射剂静脉输液使用率最高的省份为甘肃（49.46%），最低的省份为兵团（34.53%）。三级公立医院住院患者抗菌药物注射剂静脉输液使用率低于二级公立医院。

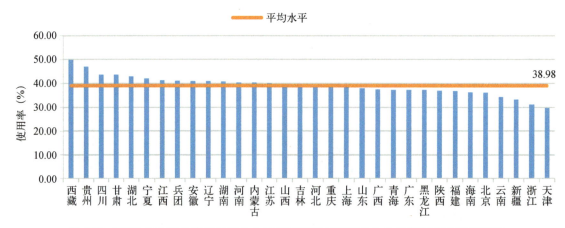

图 116　2023 年全国各省份三级公立医院住院患者抗菌药物注射剂静脉输液使用率

表 45　2023 年全国各省份三级公立医院住院患者抗菌药物注射剂静脉输液使用率

省份	纳入医院数量	住院患者抗菌药物注射剂静脉输液使用率（%）	省份	纳入医院数量	住院患者抗菌药物注射剂静脉输液使用率（%）
安徽	79	40.97	江西	55	41.23
北京	40	36.15	辽宁	82	40.96
兵团	13	41.01	内蒙古	35	40.49
福建	46	36.71	宁夏	11	42.08
甘肃	37	43.70	青海	15	37.32
广东	134	37.30	山东	98	37.87
广西	59	37.50	山西	37	39.71
贵州	41	47.06	陕西	40	36.93
海南	13	36.35	上海	31	39.22
河北	55	39.56	四川	191	43.78
河南	101	40.50	天津	29	29.71
黑龙江	53	37.21	西藏	2	49.78
湖北	103	42.96	新疆	32	33.31
湖南	63	40.69	云南	60	34.34
吉林	31	39.61	浙江	79	31.24
江苏	90	40.09	重庆	38	39.51

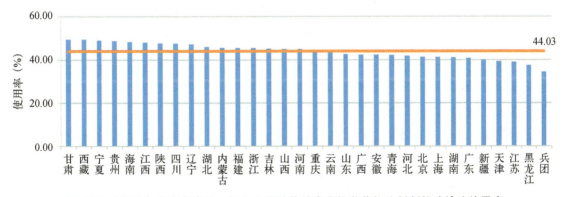

图 117　2023 年全国各省份二级公立医院住院患者抗菌药物注射剂静脉输液使用率

91

表 46　2023 年全国各省份二级公立医院住院患者抗菌药物注射剂静脉输液使用率

省份	纳入医院数量	住院患者抗菌药物注射剂静脉输液使用率（%）	省份	纳入医院数量	住院患者抗菌药物注射剂静脉输液使用率（%）
安徽	69	42.37	江西	94	48.04
北京	23	41.48	辽宁	77	47.23
兵团	5	34.53	内蒙古	97	45.73
福建	78	45.61	宁夏	24	49.00
甘肃	51	49.46	青海	57	42.16
广东	143	40.80	山东	162	42.66
广西	101	42.39	山西	143	45.07
贵州	83	48.80	陕西	129	47.74
海南	14	48.42	上海	34	41.26
河北	212	41.92	四川	198	47.59
河南	171	45.06	天津	24	39.32
黑龙江	98	37.55	西藏	13	49.43
湖北	95	46.25	新疆	108	39.98
湖南	74	41.10	云南	166	44.36
吉林	65	45.16	浙江	108	45.46
江苏	80	39.01	重庆	44	44.41

（6）住院患者质子泵抑制药注射剂静脉输液使用率：住院患者质子泵抑制药注射剂静脉输液使用率是指在住院患者中使用质子泵抑制药注射剂的人数占同期医疗机构住院患者人次数的比例，是反映医疗机构住院患者质子泵抑制药注射剂使用情况的指标之一。2023 年度纳入统计的 6535 家样本医院总数量中，该项指标数据填报有效的医院为 5520 家（纳入该项指标的统计），其中三级公立医院 1798 家，二级公立医院 2763 家，三级民营医院 162 家，二级民营医院 797 家。

①平均值法统计结果：2023 年全国住院患者质子泵抑制药注射剂静脉使用率为 16.16%，较 2022 年（16.36%）降低了 0.20 个百分点，其中三级公立医院、二级公立医院、三级民营医院、二级民营医院住院患者质子泵抑制药注射剂静脉使用率分别为 16.91%、14.59%、16.99%、14.23%，见图 118。

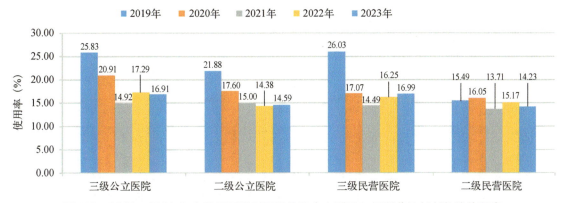

图 118　2019—2023 年全国不同类别医院住院患者质子泵抑制药注射剂静脉使用率

　　②中位数法统计结果：2023 年全国住院患者质子泵抑制药注射剂静脉使用率中位数为 12.15%，其中三级公立医院、二级公立医院、三级民营医院、二级民营医院住院患者质子泵抑制药注射剂静脉使用率中位数分别为 14.07%、11.00%、15.23% 和 9.32%，见图 119。

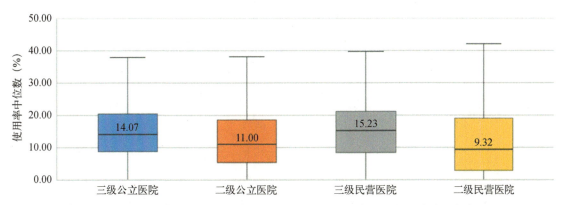

图 119　2023 年全国不同类别医院住院患者质子泵抑制药注射剂静脉使用率中位数

　　以省份为单位进行统计，全国三级公立医院和二级公立医院住院患者质子泵抑制药注射剂静脉输液使用率平均水平分别为 16.91%、14.59%，见图 120、表 47 及图 121、表 48。三级公立医院住院患者质子泵抑制药注射剂静脉输液使用率最高的省份为上海（27.49%），最低的省份为新疆（7.52%）；二级公立医院住院患者质子泵抑制药注射剂静脉使用率最高的省份为浙江（20.35%），最低的省份为宁夏（5.17%）。

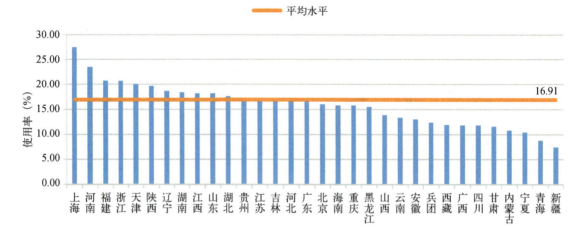

图 120　2023 年全国各省份三级公立医院住院患者质子泵抑制药注射剂静脉使用率

图 47　2023 年全国各省份三级公立医院住院患者质子泵抑制药注射剂静脉使用率

省份	纳入医院数量	住院患者质子泵抑制药注射剂静脉使用率（%）	省份	纳入医院数量	住院患者质子泵抑制药注射剂静脉使用率（%）
安徽	80	13.01	江西	55	18.26
北京	37	16.05	辽宁	81	18.66
兵团	13	12.41	内蒙古	35	10.88
福建	46	20.80	宁夏	11	10.38
甘肃	38	11.58	青海	15	8.76
广东	136	16.56	山东	97	18.26
广西	59	11.88	山西	38	13.86
贵州	39	17.22	陕西	40	19.68
海南	15	15.86	上海	31	27.49
河北	56	16.88	四川	188	11.84
河南	102	23.50	天津	30	20.07
黑龙江	52	15.49	西藏	2	11.97
湖北	105	17.61	新疆	32	7.52
湖南	64	18.47	云南	59	13.38
吉林	31	16.90	浙江	79	20.68
江苏	94	16.94	重庆	38	15.83

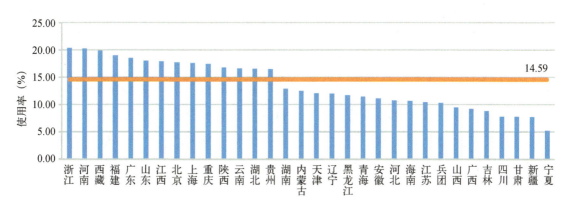

图 121 2023 年全国各省份二级公立医院住院患者质子泵抑制药注射剂静脉使用率

表 48 2023 年全国各省份二级公立医院住院患者质子泵抑制药注射剂静脉使用率

省份	纳入医院数量	住院患者质子泵抑制药注射剂静脉使用率（%）	省份	纳入医院数量	住院患者质子泵抑制药注射剂静脉使用率（%）
安徽	68	11.14	江西	93	17.91
北京	22	17.75	辽宁	71	11.99
兵团	5	10.40	内蒙古	92	12.50
福建	78	19.01	宁夏	20	5.17
甘肃	47	7.80	青海	55	11.48
广东	148	18.50	山东	154	18.01
广西	103	9.26	山西	145	9.49
贵州	79	16.50	陕西	117	16.79
海南	13	10.67	上海	33	17.56
河北	201	10.72	四川	187	7.85
河南	162	20.27	天津	24	12.13
黑龙江	85	11.68	西藏	14	19.92
湖北	93	16.55	新疆	108	7.75
湖南	77	12.93	云南	176	16.62
吉林	63	8.86	浙江	107	20.35
江苏	78	10.42	重庆	45	17.44

（7）住院患者止吐药注射剂静脉输液使用率：住院患者止吐药注射剂静脉输液使用率是指在住院患者中使用止吐药注射剂进行静脉输液的人次数占同期医疗机构出院

患者人次数的比例，是反映医疗机构住院患者止吐药注射剂静脉输液使用情况的指标之一。2023 年度纳入的 6535 家样本医院总数中，该项指标数据填报有效的医院为 5187 家（纳入该项指标的统计），其中三级公立医院 1725 家，二级公立医院 2552 家，三级民营医院 143 家，二级民营医院 767 家。

①平均值法统计结果：2023 年全国住院患者止吐药注射剂静脉输液使用率为 6.87%，较 2022 年（10.13%）降低了 3.26 个百分点，其中三级公立医院、二级公立医院、三级民营医院、二级民营医院住院患者止吐药注射剂静脉输液使用率分别为 10.41%、5.06%、6.94%、5.72%，见图 122。

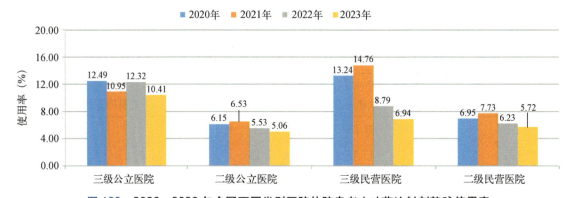

图 122　2020—2023 年全国不同类别医院住院患者止吐药注射剂静脉使用率

②中位数法统计结果：2023 年全国住院患者止吐药注射剂静脉输液使用率中位数为 3.20%，其中三级公立医院、二级公立医院、三级民营医院、二级民营医院住院患者止吐药注射剂静脉输液使用率中位数分别为 5.45%、2.08%、4.73% 和 2.67%，见图 123。

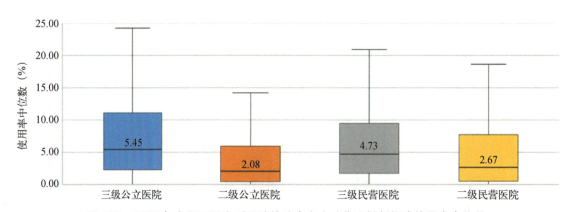

图 123　2023 年全国不同类别医院住院患者止吐药注射剂静脉使用率中位数

以省份为单位进行统计，全国三级公立医院和二级公立医院住院患者止吐药注射剂静脉输液使用率平均水平分别为 10.41% 和 5.06%，见图 124、表 49 及图 125、表

50。三级公立医院住院患者止吐药注射剂静脉输液使用率最高的省份为北京(18.68%)，最低的省份为兵团（1.85%）；二级公立医院住院患者止吐药注射剂静脉输液使用率最高的省份为北京（14.85%），最低的省份为新疆（1.90%）。

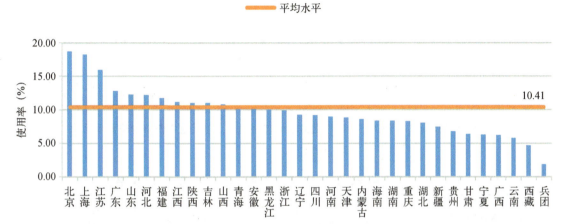

图 124　2023 年全国各省份三级公立医院住院患者止吐药注射剂静脉输液使用率

表 49　2023 年全国各省份三级公立医院住院患者止吐药注射剂静脉输液使用率

省份	纳入医院数量	住院患者止吐药注射剂静脉输液使用率（%）	省份	纳入医院数量	住院患者止吐药注射剂静脉输液使用率（%）
安徽	79	10.23	江西	51	11.16
北京	37	18.68	辽宁	80	9.26
兵团	13	1.85	内蒙古	35	8.64
福建	46	11.72	宁夏	9	6.24
甘肃	36	6.38	青海	14	10.50
广东	129	12.80	山东	96	12.24
广西	53	6.15	山西	36	10.84
贵州	38	6.75	陕西	40	11.04
海南	13	8.33	上海	31	18.26
河北	54	12.20	四川	186	9.18
河南	96	8.99	天津	30	8.89
黑龙江	43	10.07	西藏	2	4.66
湖北	98	8.01	新疆	31	7.46
湖南	56	8.33	云南	59	5.82
吉林	31	11.00	浙江	79	9.89
江苏	88	15.95	重庆	36	8.25

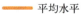

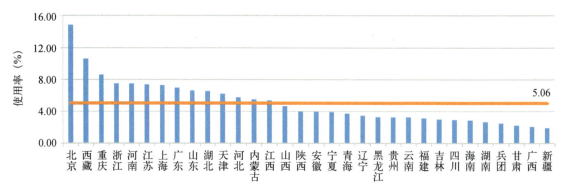

图 125　2023 年全国各省份二级公立医院住院患者止吐药注射剂静脉输液使用率

表 50　2023 全国各省份二级公立医院住院患者止吐药注射剂静脉输液使用率

省份	纳入医院数量	住院患者止吐药注射剂静脉输液使用率（%）	省份	纳入医院数量	住院患者止吐药注射剂静脉输液使用率（%）
安徽	66	3.97	江西	89	5.41
北京	22	14.85	辽宁	71	3.47
兵团	5	2.50	内蒙古	88	5.47
福建	75	3.15	宁夏	19	3.89
甘肃	46	2.25	青海	51	3.74
广东	136	6.97	山东	152	6.64
广西	86	2.06	山西	127	4.68
贵州	74	3.26	陕西	104	4.00
海南	13	2.88	上海	33	7.30
河北	187	5.74	四川	172	2.97
河南	153	7.48	天津	23	6.20
黑龙江	75	3.32	西藏	14	10.61
湖北	81	6.57	新疆	102	1.90
湖南	62	2.69	云南	146	3.26
吉林	59	3.01	浙江	106	7.49
江苏	74	7.38	重庆	41	8.60

8.急诊患者糖皮质激素静脉输液使用率 急诊患者糖皮质激素静脉输液使用率是指在急诊患者中使用糖皮质激素进行静脉输液的人数占同期医疗机构急诊就诊人次数的比例，是反映医疗机构急诊患者静脉使用糖皮质激素情况的重要指标。2023年度纳入的6535家样本医院总数中，该项指标数据填报有效的医院为4952家（纳入该项指标的统计），其中三级公立医院1767家，二级公立医院2498家，三级民营医院153家，二级民营医院534家。

（1）平均值法统计结果：2023年全国急诊患者糖皮质激素静脉输液使用率为4.48%，较2022年（2.30%）增加了2.18个百分点，其中三级公立医院、二级公立医院、三级民营医院、二级民营医院急诊患者糖皮质激素静脉输液使用率分别为4.23%、4.90%、5.00%、5.10%，见图126。

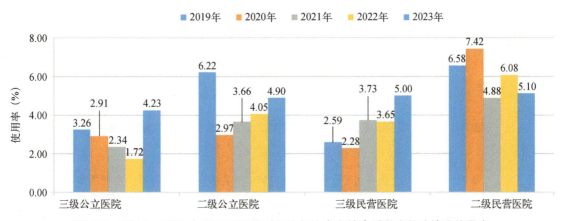

图 126 2019—2023年全国不同类别医院急诊患者糖皮质激素静脉输液使用率

（2）中位数法统计结果：2023年全国急诊患者糖皮质激素静脉输液使用率中位数为1.90%，其中三级公立医院、二级公立医院、三级民营医院、二级民营医院急诊患者糖皮质激素静脉输液使用率中位数分别为1.77%、1.99%、1.99%和2.22%，见图127。

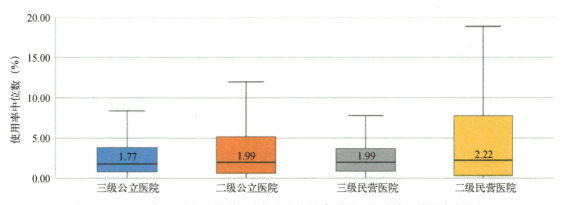

图 127 2023年全国不同类别医院急诊患者糖皮质激素静脉输液使用率中位数

以省份为单位进行统计,全国三级公立医院和二级公立医院急诊患者糖皮质激素静脉输液使用率平均水平分别为 4.90% 和 5.00%,见图 128、表 51 及图 129、表 52。三级公立医院急诊患者糖皮质激素静脉输液使用率最高的省份为江苏(9.85%),最低的省份为黑龙江(0.86%);二级公立医院急诊患者糖皮质激素静脉输液使用率最高的省份为江苏(11.79%),最低的省份为北京(0.74%)。

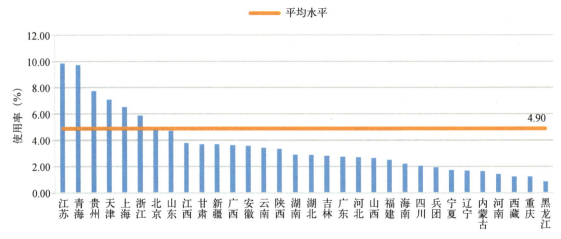

图 128　2023 年全国各省份三级公立医院急诊患者糖皮质激素静脉输液使用率

表 51　2023 年全国各省份三级公立医院急诊患者糖皮质激素静脉输液使用率

省份	纳入医院数量	急诊患者糖皮质激素静脉输液使用率(%)	省份	纳入医院数量	急诊患者糖皮质激素静脉输液使用率(%)
安徽	77	3.59	黑龙江	49	0.86
北京	35	5.03	湖北	103	2.88
兵团	13	1.92	湖南	63	2.91
福建	44	2.54	吉林	31	2.83
甘肃	37	3.70	江苏	94	9.85
广东	135	2.75	江西	53	3.79
广西	58	3.63	辽宁	80	1.70
贵州	39	7.74	内蒙古	36	1.67
海南	14	2.24	宁夏	11	1.75
河北	54	2.71	青海	15	9.73
河南	99	1.44	山东	93	4.71

续表

省份	纳入医院数量	急诊患者糖皮质激素静脉输液使用率（%）	省份	纳入医院数量	急诊患者糖皮质激素静脉输液使用率（%）
山西	37	2.66	西藏	2	1.25
陕西	40	3.34	新疆	33	3.70
上海	29	6.52	云南	60	3.45
四川	185	2.07	浙江	79	5.91
天津	30	7.11	重庆	39	1.23

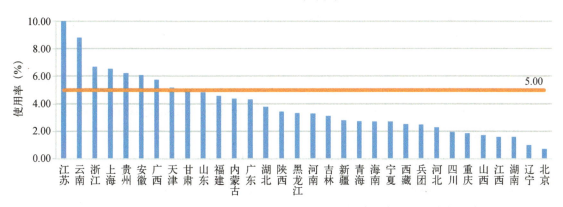

图 129　2023 年全国各省份二级公立医院急诊患者糖皮质激素静脉输液使用率

表 52　2023 年全国各省份二级公立医院急诊患者糖皮质激素静脉输液使用率

省份	纳入医院数量	急诊患者糖皮质激素静脉输液使用率（%）	省份	纳入医院数量	急诊患者糖皮质激素静脉输液使用率（%）
安徽	46	6.07	河北	185	2.28
北京	20	0.74	河南	147	3.31
兵团	4	2.51	黑龙江	64	3.34
福建	68	4.58	湖北	77	3.78
甘肃	41	5.12	湖南	65	1.60
广东	144	4.31	吉林	55	3.13
广西	86	5.75	江苏	77	11.79
贵州	75	6.24	江西	81	1.60
海南	12	2.71	辽宁	60	1.01

续表

省份	纳入医院数量	急诊患者糖皮质激素静脉输液使用率（%）	省份	纳入医院数量	急诊患者糖皮质激素静脉输液使用率（%）
内蒙古	88	4.37	四川	171	1.96
宁夏	19	2.71	天津	19	5.20
青海	46	2.74	西藏	14	2.52
山东	147	4.84	新疆	97	2.80
山西	133	1.70	云南	165	8.82
陕西	112	3.46	浙江	104	6.68
上海	33	6.52	重庆	43	1.88

9. 住院患者抗菌药物临床应用情况

（1）住院患者抗菌药物使用率：住院患者抗菌药物使用率是指住院患者中使用抗菌药物的人次数占同期医疗机构住院患者人次数的比例，是反映医疗机构住院患者抗菌药物使用情况的指标之一。

2023 年度纳入统计的 6535 家样本医院总数中，该项指标数据填报有效的医院为 6025 家（纳入该项指标的统计），其中三级公立医院 1826 家，二级公立医院 3052 家，三级民营医院 171 家，二级民营医院 976 家。

①平均值法统计结果：2023 年全国住院患者抗菌药物使用率为 44.38%，较 2022 年（44.21%）增加了 0.17 个百分点，其中三级公立医院、二级公立医院、三级民营医院、二级民营医院住院患者抗菌药物使用率分别为 42.42%、47.96%、45.01%、48.57%，见图 130。

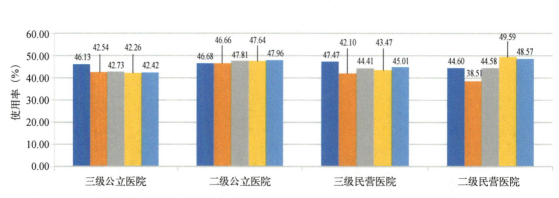

图 130　2019—2023 年全国不同类别医院住院患者抗菌药物使用率

②中位数法统计结果：2023年全国住院患者抗菌药物使用率中位数为47.61%，其中三级公立医院、二级公立医院、三级民营医院、二级民营医院住院患者抗菌药物使用率中位数分别为44.10%、49.80%、47.16%和51.62%，见图131。

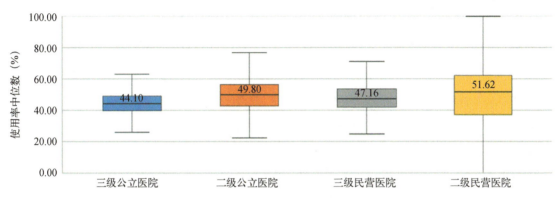

图 131　2023年全国不同类别医院住院患者抗菌药物使用率中位数

以省份为单位进行统计，全国三级公立医院和二级公立医院住院患者抗菌药物使用率平均水平分别为42.42%和47.96%，见图132、表53及图133、表54。三级公立医院住院患者抗菌药物使用率最高的省份为西藏（51.90%），最低的省份为天津（33.41%）；二级公立医院住院患者抗菌药物使用率最高的省份为辽宁（54.24%），最低的省份为兵团（37.20%）。

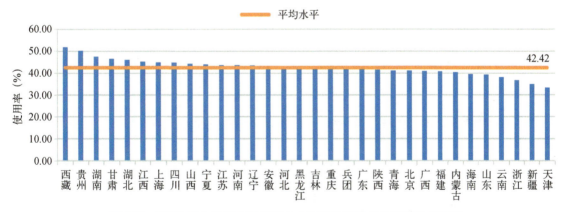

图 132　2023年全国各省份三级公立医院住院患者抗菌药物使用率

表 53　2023 年全国各省份三级公立医院住院患者抗菌药物使用率

省份	纳入医院数量	住院患者抗菌药物使用率（%）	省份	纳入医院数量	住院患者抗菌药物使用率（%）
安徽	82	43.27	江西	57	45.35
北京	42	41.07	辽宁	84	43.39
兵团	13	42.16	内蒙古	37	40.44
福建	46	40.75	宁夏	11	44.03
甘肃	38	46.50	青海	15	41.14
广东	135	41.96	山东	97	39.33
广西	59	40.85	山西	38	44.13
贵州	44	50.23	陕西	40	41.39
海南	14	39.49	上海	31	44.96
河北	57	43.15	四川	191	44.66
河南	104	43.57	天津	30	33.41
黑龙江	52	43.05	西藏	2	51.90
湖北	106	46.07	新疆	32	35.11
湖南	64	47.54	云南	60	38.23
吉林	31	42.85	浙江	79	36.65
江苏	96	43.59	重庆	39	42.47

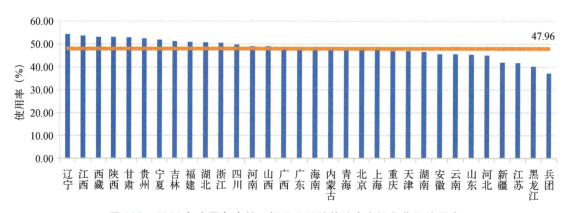

图 133　2023 年全国各省份二级公立医院住院患者抗菌药物使用率

表54　2023年全国各省份二级公立医院住院患者抗菌药物使用率

省份	纳入医院数量	住院患者抗菌药物使用率（%）	省份	纳入医院数量	住院患者抗菌药物使用率（%）
安徽	71	45.64	江西	104	53.52
北京	22	47.34	辽宁	80	54.24
兵团	5	37.20	内蒙古	106	47.91
福建	82	50.98	宁夏	23	51.77
甘肃	54	52.76	青海	55	47.72
广东	174	48.21	山东	180	45.34
广西	111	48.54	山西	161	48.92
贵州	94	52.38	陕西	147	52.92
海南	15	48.10	上海	33	47.12
河北	216	44.91	四川	206	49.82
河南	177	49.07	天津	26	46.88
黑龙江	105	40.15	西藏	17	52.96
湖北	106	50.68	新疆	107	41.96
湖南	87	46.54	云南	174	45.48
吉林	65	51.26	浙江	108	50.51
江苏	95	41.74	重庆	46	46.95

（2）住院患者抗菌药物使用强度：住院患者抗菌药物使用强度是指住院患者平均每日每百张床位所消耗抗菌药物的DDD数，是反映医疗机构住院患者抗菌药物使用情况指标之一。2023年度纳入统计的6535家样本医院总数中，该项指标数据填报有效的医院为5842家（纳入该项指标的统计），其中三级公立医院1820家，二级公立医院3043家，三级民营医院159家，二级民营医院820家。

①平均值法统计结果：2023年全国住院患者抗菌药物使用强度为37.37（100·DDDs/人·天），较2022年[36.91（100·DDDs/人·天）]增加了0.46（100·DDDs/人·天），其中三级公立医院、二级公立医院、三级民营医院、二级民营医院住院患者抗菌药物使用强度分别为36.46（100·DDDs/人·天）、38.91（100·DDDs/人·天）、40.77（100·DDDs/人·天）、33.34（100·DDDs/人·天），见图134。与2022年相比，除了三级民营医院外，其余各级医院住院患者抗菌药物使用强度在2023年均有一定程度的降低。

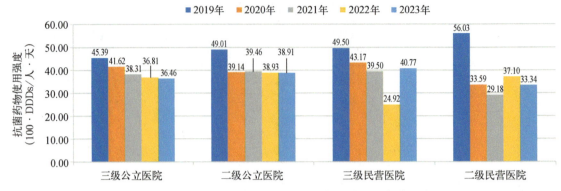

图 134　2019—2023 年全国不同类别医院住院患者抗菌药物使用强度

②中位数法统计结果：2023 年全国住院患者抗菌药物使用强度中位数为 38.00（100·DDDs/ 人·天），其中三级公立医院、二级公立医院、三级民营医院、二级民营医院住院患者抗菌药物使用强度中位数分别为 37.00（100·DDDs/ 人·天）、39.00（100·DDDs/ 人·天）、41.00（100·DDDs/ 人·天）和 32.00（100·DDDs/ 人·天），见图 135。

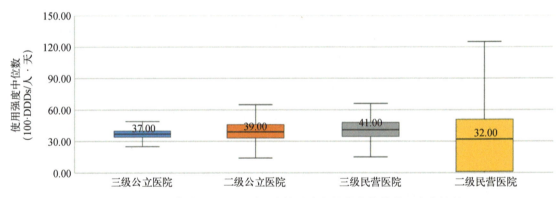

图 135　2023 年全国不同类别医院住院患者抗菌药物使用强度中位数

以省份为单位进行统计，全国三级公立医院和二级公立医院住院患者抗菌药物使用强度平均水平分别为 36.46（100·DDDs/ 人·天）和 38.91（100·DDDs/ 人·天），见图 136、表 55 及图 137、表 56。三级公立医院住院患者抗菌药物使用强度最高的为省份上海 [44.30（100·DDDs/ 人·天）]，最低的省份为西藏 [27.50（100·DDDs/ 人·天）]；二级公立医院住院患者抗菌药物使用强度最高的省份为江苏 [50.76（100·DDDs/ 人·天）]，最低的省份为西藏 [31.70（100·DDDs/ 人·天）]。

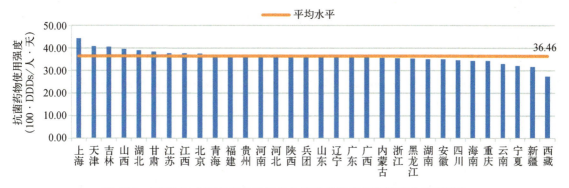

图 136　2023 年全国各省份三级公立医院住院患者抗菌药物使用强度

表 55　2023 年全国各省份三级公立医院住院患者抗菌药物使用强度

省份	纳入医院数量	住院患者抗菌药物使用强度（100·DDDs/ 人·天）	省份	纳入医院数量	住院患者抗菌药物使用强度（100·DDDs/ 人·天）
安徽	82	35.10	江西	58	37.66
北京	41	37.59	辽宁	87	36.41
兵团	13	36.61	内蒙古	36	35.69
福建	45	36.95	宁夏	11	32.22
甘肃	38	38.42	青海	15	37.19
广东	135	36.18	山东	98	36.53
广西	59	36.18	山西	38	39.63
贵州	43	36.94	陕西	38	36.65
海南	14	34.42	上海	30	44.30
河北	57	36.77	四川	190	34.61
河南	103	36.82	天津	30	40.82
黑龙江	53	35.36	西藏	3	27.50
湖北	106	38.97	新疆	32	31.69
湖南	63	35.13	云南	60	33.12
吉林	28	40.45	浙江	79	35.61
江苏	96	37.71	重庆	39	34.42

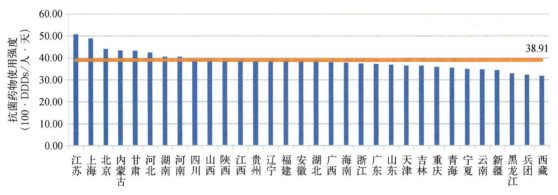

图 137　2023 年全国各省份二级公立医院住院患者抗菌药物使用强度

表 56　2023 全国各省份二级公立医院住院患者抗菌药物使用强度

省份	纳入医院数量	住院患者抗菌药物使用强度（100·DDDs/人·天）	省份	纳入医院数量	住院患者抗菌药物使用强度（100·DDDs/人·天）
安徽	70	38.38	江西	107	39.01
北京	23	44.26	辽宁	88	38.49
兵团	5	32.27	内蒙古	105	43.36
福建	76	38.41	宁夏	24	34.98
甘肃	51	43.29	青海	57	35.42
广东	171	37.10	山东	183	36.88
广西	110	37.91	山西	168	39.57
贵州	92	38.95	陕西	150	39.23
海南	15	37.73	上海	36	48.79
河北	215	42.54	四川	196	39.90
河南	176	40.50	天津	25	36.49
黑龙江	100	32.81	西藏	21	31.70
湖北	106	38.15	新疆	105	34.42
湖南	80	40.67	云南	177	34.71
吉林	65	36.47	浙江	107	37.30
江苏	93	50.76	重庆	46	35.78

（3）住院患者特殊使用级抗菌药物使用量占比：住院患者特殊使用级抗菌药物使用量占比是指住院患者特殊使用级抗菌药物的使用量（累计 DDD 数）占同期住院患者抗菌药物使用量（累计 DDD 数）的比例，是反映医疗机构住院患者特殊使用级抗菌药物使用情况的指标之一。2023 年度纳入统计的 6535 家样本医院总数中，该项指标数据填报有效的医院为 5550 家（纳入该项指标的统计），其中三级公立医院 1828 家，二级公立医院 2849 家，三级民营医院 163 家，二级民营医院 710 家。

①平均值法统计结果：2023 年全国住院患者特殊使用级抗菌药物使用量占比为 6.88%，较 2022 年（4.16%）增加了 2.72 个百分点，其中三级公立医院、二级公立医院、三级民营医院、二级民营医院住院患者特殊使用级抗菌药物使用量占比分别为 5.86%、1.80%、13.29%、2.80%，见图 138。

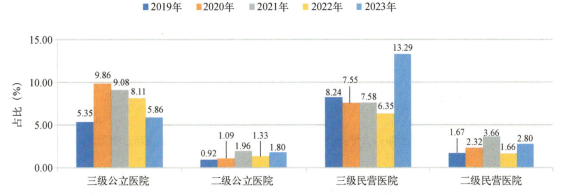

图 138 2019—2023 年全国不同类别医院住院患者特殊使用级抗菌药物使用量占比

②中位数法统计结果：2023 年全国住院患者特殊使用级抗菌药物使用量占比中位数为 1.91%，其中三级公立医院、二级公立医院、三级民营医院、二级民营医院住院患者特殊使用级抗菌药物使用量占比中位数分别为 4.98%、0.95%、4.50% 和 0.99%，见图 139。

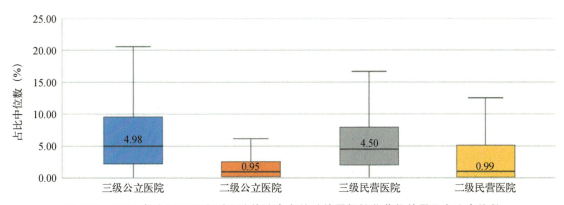

图 139 2023 年全国不同类别医院住院患者特殊使用级抗菌药物使用量占比中位数

以省份为单位进行统计，全国三级公立医院和二级公立医院住院患者特殊使用级抗菌药物使用量占比平均水平分别为 5.86% 和 1.80%，见图 140、表 57 及图 141、表 58。三级公立医院住院患者特殊使用级抗菌药物使用量占比最高的为北京（17.25%），最低的省份为吉林（0.30%）；二级公立医院住院患者特殊使用级抗菌药物使用量占比最高的省份为北京（11.80%），最低的省份为四川（0.40%）和宁夏（0.40%）。三级公立医院住院患者特殊使用级抗菌药物使用量占比明显高于二级公立医院。

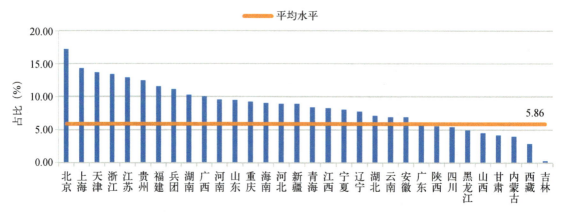

图 140　2023 年全国各省份三级公立医院住院患者特殊使用级抗菌药物使用量占比

表 57　2023 年全国各省份三级公立医院住院患者特殊使用级抗菌药物使用量占比

省份	纳入医院数量	住院患者特殊使用级抗菌药物使用量占比（%）	省份	纳入医院数量	住院患者特殊使用级抗菌药物使用量占比（%）
安徽	82	6.91	河北	57	8.93
北京	43	17.25	河南	102	9.54
兵团	13	11.12	黑龙江	51	4.92
福建	45	11.63	湖北	106	7.11
甘肃	38	4.16	湖南	64	10.29
广东	137	5.80	吉林	31	0.30
广西	60	10.05	江苏	94	12.92
贵州	43	12.52	江西	57	8.27
海南	14	9.04	辽宁	86	7.75

续表

省份	纳入医院数量	住院患者特殊使用级抗菌药物使用量占比（%）	省份	纳入医院数量	住院患者特殊使用级抗菌药物使用量占比（%）
内蒙古	37	3.99	四川	191	5.42
宁夏	10	8.08	天津	30	13.68
青海	15	8.42	西藏	3	2.92
山东	98	9.50	新疆	33	8.92
山西	39	4.48	云南	60	6.95
陕西	40	5.51	浙江	79	13.46
上海	31	14.36	重庆	39	9.22

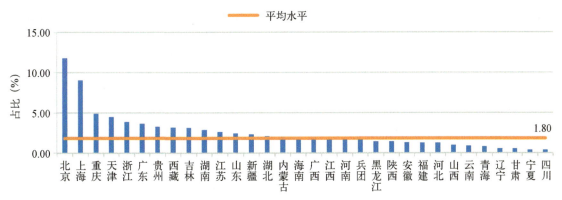

图 141　2023 年全国各省份二级公立医院住院患者特殊使用级抗菌药物使用量占比

表 58　2023 年全国各省份二级公立医院住院患者特殊使用级抗菌药物使用量占比

省份	纳入医院数量	住院患者特殊使用级抗菌药物使用量占比（%）	省份	纳入医院数量	住院患者特殊使用级抗菌药物使用量占比（%）
安徽	61	1.32	贵州	86	3.29
北京	23	11.80	海南	13	1.98
兵团	5	1.64	河北	210	1.28
福建	75	1.30	河南	171	1.66
甘肃	47	0.55	黑龙江	85	1.42
广东	162	3.66	湖北	96	2.10
广西	104	1.83	湖南	82	2.93

续表

省份	纳入医院数量	住院患者特殊使用级抗菌药物使用量占比（%）	省份	纳入医院数量	住院患者特殊使用级抗菌药物使用量占比（%）
吉林	50	3.18	陕西	138	1.41
江苏	91	2.63	上海	36	9.05
江西	101	1.74	四川	182	0.40
辽宁	80	0.58	天津	23	4.51
内蒙古	91	2.02	西藏	12	3.23
宁夏	22	0.40	新疆	101	2.33
青海	51	0.81	云南	166	0.91
山东	176	2.44	浙江	107	3.89
山西	158	1.00	重庆	44	4.90

第四部分　分析总结及未来工作重点

一、数据分析总结

1. **药学人员配置**　2023年，全国医院药学专业技术人员占比为4.31%，较2022年（4.30%）增加了0.01个百分点；每百张床位药学专业技术人员数为4.82人，较2022年（4.98人）减少了0.16人；药师与医师之比为1∶8.34，与2022年（1∶8.04）年相比略有降低；每百张床位临床药师人数为0.63人，较2022年（0.61人）增加了0.02人。总体而言，与2022年相比，2023年全国医院药学专业技术人员占比和每百张床位临床药师人数均有所增加，而每百张床位药学专业技术人员数量和药师与医师之比有所降低。

2. **药学服务管理**　2023年，全国医院住院患者药学监护率为5.01%，较2022年（5.13%）降低了0.12个百分点；药学门诊开展率为22.58%，相比2022年（19.55%）增加了3.03个百分点；具有冷链药品管理措施的医院占比为97.81%，相比2022年（98.21%）降低了0.47个百分点；允许患者在院内使用自带输注药品的医院占比为51.20%，相比2022年（48.54%）增加了2.66个百分点；纳入调查医院中建立PIVAS的医院占比为18.65%，相比2022年（18.37%）增加0.28个百分点；从总体上看，与2022年相比，2023年全国医院药学门诊开展率及允许患者在院内使用自带输注药品的医院占比均有一定程度的提升，医院PIVAS建设规模也进一步扩大，具有冷链药品管理措施的医院占比及住院患者药学监护率略有下降。

3. **用药安全管理**　2023年，全国医院用药错误报告率为101.44ppm，较2022年（84.14ppm）增加了17.30ppm；严重或新的药品不良反应上报率为173.01ppm，较2022年（103.94ppm）增加了69.07ppm；严重或新的药品不良反应占比为1.87%，较2022年（2.15%）降低了0.28%。与2022年相比，2023年严重或新的药品不良反应占比有所下降，严重或新的药品不良反应上报率及全国医院用药错误报告率明显上升。

4.合理用药管理 2023 年，全国医院处方审核工作开展率为 86.04%，相比 2022 年（81.84%）增加了 4.20 个百分点；门诊处方审核率为 69.95%，较 2022（59.26%）增加了 10.69 个百分点；急诊处方审核率为 69.68%，较 2022 年（58.74%）增加了 10.94 个百分点；住院用药医嘱审核率为 69.88%，较 2022 年（58.27%）增加了 11.61 个百分点；门诊处方点评率为 15.78%，较 2022 年（16.20%）降低了 0.42 个百分点；急诊处方点评率为 16.42%，较 2022 年（16.86%）降低了 0.44 个百分点；住院用药医嘱点评率为 19.50%，较 2022 年（19.71%）降低了 0.21 个百分点；门诊处方合格率为 94.74%，较 2022 年（88.49%）增加了 6.25 个百分点；重点监控合理用药药品消耗金额占比为 6.23%，较 2022 年（2.10%）增加了 4.13 个百分点；门诊患者次均药费中位数为 91.00 元，较 2022 年（85.12 元）增加了 5.88 元；急诊患者次均药费中位数为 63.00 元，较 2022 年（60.95 元）增加了 2.05 元；住院患者静脉输液使用率为 86.24%，较 2022 年（88.19%）降低了 1.95 个百分点；住院患者平均每床日静脉输液使用数量为 2.87 瓶 / 袋，较 2022 年（3.18 瓶 / 袋）降低了 0.31 瓶 / 袋；住院患者平均每床日静脉输液使用体积为 502.02ml，较 2022 年（614.32ml）降低 112.30ml；住院患者中药注射剂静脉输液使用率为 17.51%，较 2022 年（17.52%）降低了 0.01 个百分点；住院患者抗菌药物注射剂静脉输液使用率为 40.96%，较 2022 年（41.32%）降低了 0.36 个百分点；住院患者质子泵抑制药注射剂静脉使用率为 16.16%，较 2022 年（16.36%）降低了 0.20 个百分点；住院患者止吐药注射剂静脉输液使用率为 6.87%，较 2022 年（10.13%）降低了 3.26 个百分点；急诊患者糖皮质激素静脉输液使用率为 4.48%，较 2022 年（2.30%）增加了 2.18 个百分点；住院患者抗菌药物使用率为 44.38%，较 2022 年（44.21%）增加了 0.17 个百分点；住院患者抗菌药物使用强度为 37.37，较 2022 年（36.91）增加了 0.46；住院患者特殊使用级抗菌药物使用量占比为 6.88%，较 2022 年（4.16%）增加了 2.72 个百分点；与 2022 年相比，2023 年全国医院在处方审核工作开展率、处方合格率、住院患者静脉输液使用情况等相关指标上总体向好，但是住院患者静脉输液的部分指标依然有一定程度的上升；另外，处方点评率指标整体有所下降。

二、存在的主要问题

1.《医疗机构药事管理规定》(卫医政发〔2011〕11 号) 提出，医疗机构药学专业技术人员数量不得低于本机构卫生专业技术人员的 8%，2023 年度"药学人员配置"相关指标调查结果显示，各级别医院药学专业技术人员占比均未能达到 8% 的标准，因此，目前我国医疗机构药学专业技术人员仍然十分紧缺。

2.药学服务是医疗机构诊疗活动的重要内容，是促进合理用药、提高医疗质量、保证患者用药安全的重要环节。《关于加快药学服务高质量发展的意见》(国卫医发〔2018〕45 号) 针对加快药学服务高质量发展提出了 5 条意见，包括进一步提高对药学服务重要性的认识等。2023 年度药学服务大部分指标相比 2022 年均有一定程度的提升，但是，全国各级别医疗机构的开展情况依然参差不齐，药师的药学服务能力仍然有待加强。

3.《国家卫生健康委办公厅关于印发 2023 年国家医疗质量安全改进目标的通知》(国卫办医函〔2023〕45 号) 提出提高住院患者静脉输液规范使用率是 2024 年国家医疗质量安全改进的十大目标之一。各级医疗机构应当认真贯彻落实国家医疗质量安全改进目标，探索住院患者静脉输液使用管理的长效机制，以促进住院患者静脉输液的合理使用。

三、下一步工作重点

1.加强药事管理质控指标体系的建立和完善，将质控指标的宣传和培训落实到医疗机构等级评审的实施细则工作中。

2.注重药学服务能力的提升，提高药学专业技术人员的业务水平，规范药学服务行为，以适应药学服务模式的"两个转变"，即从"以药品为中心"转变为"以患者为中心"，从"以保障药品供应为中心"转变为"在保障药品供应的基础上，以重点加强药学专业技术服务、参与临床用药为中心"。

3.进一步推进年度国家医疗质量安全改进目标的实现，制订并落实降低住院患者静脉输液使用率专项行动方案，细化管理指标，引导医疗机构围绕年度目标提高临床用药的合理性，做好医疗质量安全持续改进工作。

附　　录

节选：

目标五　提高住院患者静脉输液规范使用率（NIT–2024– Ⅴ）

（一）目标简述

静脉输液是现代药物治疗的重要给药途径，在治疗某些疾病和挽救患者方面具有不可替代的作用。但是，静脉输液治疗的不合理使用，不仅不能改善患者治疗效果，还存在诸多安全隐患，增加不必要的医疗成本。《国家医疗服务与质量安全报告》显示，我国二级及以上医院住院患者静脉输液使用率呈下降趋势，但仍存在不合理使用的情况。因此，有必要针对住院患者静脉输液使用情况探索建立质量改进的长效机制，从多个维度进行综合评价，重点关注住院患者静脉输液使用率、每床日静脉输液使用频次、液体总量（毫升）和药品品种数量等指标，采取综合措施予以干预，以保障医疗安全和维护患者的合法权益。

（二）核心策略

1. 医疗机构成立由医务、临床科室、药学、信息等部门组成的专项工作小组，完善静脉输液治疗管理相关工作制度和机制。

2. 优化药品供应机制，保障常用药物口服、外用等剂型的合理供应。

3. 研究确定并不断完善本机构无须静脉输液治疗的病种清单，关注重点药物、科室、疾病的静脉药物使用情况。持续积累临床管理和实践证据。

4. 定期进行临床诊疗指南的培训，加强循证理念的教育，促进医务人员科学选择给药方式，建立优化给药途径的激励与约束机制。

5. 建立本机构静脉输液治疗的监测及评价机制，明确相关质控指标数据采集方法与内部验证程序，按季度进行本机构数据分析、反馈，并组织人员对评价指标结果进行点评。

6. 强化静脉输液治疗药物的监测和预警机制，关注静脉输液治疗药物使用体积、频次、数量、药品种类和不良反应/事件等情况，并及时向临床部门反馈预警信息。

7. 运用质量管理工具，查找和分析影响本机构实现该目标的因素，制订并落实改进措施。

附录二　2024 年度药事专业医疗质量管理控制情况调查表

说明：药事专业调查表要求二级医院和三级医院填报。

[填报指标] 你院是否设置药学部门？

○是
○否

【强制】流程控制

[你院是否设置药学部门？（单选）] 选"是"，则系统显示下面的指标给用户填写。否则，系统隐藏这些指标，不显示。

[填报指标] 药学部门人员总数

说明：药学部门人员总数是指在医院药学部门全职工作的人员总数量，包括药学专业技术人员、非药学专业技术人员（护士等）。

【强制】逻辑校验

[药学部门人员总数] ≤ [卫生技术人员数]

一、医院信息

[填报指标] 实际开放床位数

【强制】自动派生

当【医疗机构信息医疗质量管理控制情况调查表】中 [机构类别] 选择"综合"时，[所在医院实际开放床位数] 来自：二、三级医院医疗质量管理控制调查表→指标 8、医院运行管理类指标→一、年末床位数→ [2. 实有床位（实际开放床位）]。

[填报指标] 卫生技术人员数

【强制】自动派生

当【医疗机构信息医疗质量管理控制情况调查表】中 [机构类别] 选择"综合"时，[卫生技术人员数] 来自：二、三级医院医疗质量控制情况调查表→指标八、医院运行管理类指标→二、年末人员情况→ [2.1 卫生技术人员数]。

[填报指标] 医师人数

【强制】自动派生

当【医疗机构信息医疗质量管理控制情况调查表】中 [机构类别] 选择"综合"时，[卫生技术人员数] 来自：二、三级医院医疗质量控制情况调查表→指标八、医院运行管理类指标→二、年末人员情况→ [2.1.1 医师数]。

[填报指标] 门诊就诊人次数

【强制】自动派生

当【医疗机构信息医疗质量管理控制情况调查表】中 [机构类别] 选择"综合"时，[门诊就诊人次数] 来自：二、三级医院医疗质量控制情况调查表→指标八、医院运行管理类指标→四、本年度医疗服务量→ [1.1 门诊人次数]。

[填报指标] 急诊就诊人次数

【强制】自动派生

当【医疗机构信息医疗质量管理控制情况调查表】中 [机构类别] 选择"综合"时，[急诊就诊人次数] 来自：二、三级医院医疗质量控制情况调查表→指标八、医院运行管理类指标→四、本年度医疗服务量→ [1.2 急诊人次数]。

[填报指标] 出院患者人次数

【强制】自动派生

当【医疗机构信息医疗质量管理控制情况调查表】中 [机构类别] 选择"综合"时，[出院患者人次数] 来自：二、三级医院医疗质量控制情况调查表→指标一、住院死亡类指标→ [1. 出院人次]。

[填报指标] 全院平均住院天数

说明：医院调查表中，没有 [全院平均住院天数] 这个指标，需要填报。

【提醒】指标固定值区间

1（天）≤ [全院平均住院天数] ≤ 99（天）

二、药学部门信息

1. 静脉用药调配中心（PIVAS）信息

[填报指标] 是否建有静脉用药调配中心（PIVAS）？（单选）

○是
○否

【强制】流程控制

[是否建有静脉用药调配中心（PIVAS）？（单选）] 选"是"，则系统显示【静脉用药调配中心（PIVAS）信息】下所有其他指标给用户填写。否则，系统隐藏这些指标，不显示。

[填报指标] 调配范围？（多选）

☐集中调配肠外营养液
☐集中调配危害药品（细胞毒类）
☐集中调配抗菌药物
☐集中调配其他输液

[填报指标]PIVAS 全职工作人员数

【强制】逻辑校验

[PIVAS 全职工作人员数]={[（PIVAS 全职工作）药学人员数]+[（PIVAS 全职工作）护理人员数]+[（PIVAS 全职工作）其他人员数]}

【强制】逻辑校验

[PIVAS 全职工作人员数]≤ [药学部门人员总数]
[（PIVAS 全职工作）药学人员数]≤ [药学专业技术人员数]

[填报指标]（PIVAS 全职工作）药学人员数

[填报指标]（PIVAS 全职工作）护理人员数

[填报指标]（PIVAS 全职工作）其他人员数

[填报指标] 静脉用药集中调配总数量（袋 / 瓶）

[填报指标] 静脉用药集中调配加药总数量（支 / 瓶）

说明：同一袋 / 瓶输液里加入不同药品或者加入多支同一药品按照加药操作次数累计计算。如加入非整支药品，每加入一次按 1 支计算。

[填报指标]PIVAS 洁净环境监测次数（次）

[填报指标]PIVAS 医嘱审核方式（单选）

○计算机软件审核并干预
○审方药师审核并干预
○计算机软件审核后审方药师确认并干预
○其他

[填报指标] 医师同意对 PIVAS 医嘱用药适宜性进行修改的静脉用药集中调配医嘱条目数

【强制】逻辑校验

[医师同意对 PIVAS 医嘱用药适宜性进行修改的静脉用药集中调配医嘱条目数] ≤ [同期 PIVAS 医嘱总条目数]

[填报指标] 同期 PIVAS 医嘱总条目数

【强制】逻辑校验

[同期 PIVAS 医嘱总条目数] ≤ [住院患者用药医嘱开具总条目数]

2. 药学门诊开展情况

说明：药学门诊是指通过医院挂号系统挂号后由药师参与的多学科协作门诊、医师药师联合门诊和独立的药学门诊，不包括药物咨询窗口或咨询室的用药咨询。

[填报指标] 是否开展药学门诊？（单选）

○是
○否

【强制】流程控制

[是否开展药学门诊？（单选）] 选"是"，则系统显示【药学门诊开展情况】中的指标 [药学门诊年度诊疗次数] 给用户填写。否则，系统隐藏这些指标，不显示。

[填报指标] 药学门诊年度诊疗次数

处方审核工作开展情况

[填报指标] 是否开展处方审核工作？（单选）

○是
○否

【强制】流程控制

[是否开展处方审核工作？（单选）] 选"是"，则系统显示 [处方审核工作开展情况] 下的指标：[处方审核执行单位（单选）]、[处方审核方式（单选）] 给用户填写。否则，系统隐藏这些指标，不显示。

[填报指标] 处方审核执行单位（单选）

○本医院完成
○区域审方中心完成
○其他

[填报指标] 处方审核方式（单选）

○计算机软件审核并干预
○审方药师审核并干预
○计算机软件审核后审方药师确认并干预
○其他

3. 冷链药品管理情况

[填报指标] 医院是否有冷链药品管理措施？（单选）

○是
○否

【强制】流程控制

[医院是否有冷链药品管理措施？（单选）] 选"是"，则系统显示 [冷链药品管理情况] 中的指标：[医疗机构首次验收冷链药品时是否需要提供物流温度记录？（单选）]、[冷链药品发放时是否有提醒标识？（单选）] 给用户填写。否则，系统隐藏这些指标，不显示。

[填报指标] 医疗机构首次验收冷链药品时是否需要提供物流温度记录？（单选）

○所有冷链药品验收时需要提供物流温度记录
○部分冷链药品验收时需要提供物流温度记录
○不需要提供物流温度记录

[填报指标] 冷链药品发放时是否有提醒标识？（单选）

○是
○否

4. 患者自带输注药品管理情况

说明：自带输注药品是指因诊疗需要由医务人员临床操作的非本医疗机构提供的输注类药品，包含外购药品、自备药、赠药等药品，不包括麻醉药品、精神药品、放射性药品和毒性药品。

[填报指标] 医院是否允许患者在院内使用自带输注药品？（单选）

○是
○否

【强制】流程控制

[医院是否允许患者在院内使用自带输注药品？(单选)] 选"是"，则系统显示 [患者自带输注药品管理情况] 下所有其他指标给用户填写。否则，系统隐藏这些指标，不显示。

[填报指标] 医院是否有患者自带输注药品管理制度？（单选）

○是
○否

[填报指标] 患者自带输注药品种类？（多选）

☐抗肿瘤药物
☐血液制品
☐抗菌药物
☐其他

[填报指标] 住院患者使用自带药品是否在医嘱中记录（单选）

○是
○否

[填报指标] 自带输注药品配送方式（多选）

□患者自提
□有资质的专业配送公司
□其他（请填写配送方式）

[填报指标] 自带输注药品其他配送方式

【强制】流程控制

[自带输注药品配送方式（多选）] 选"其他（请填写配送方式）"，则系统显示指标 [自带输注药品其他配送方式] 给用户填写，否则，系统隐藏这些指标，不显示。

指标 1：药学专业技术人员占比

说明：药学专业技术人员是指按照有关规定取得药学专业任职资格，并承担药学相关岗位任务的在岗人员，包括在编及合同制人员、返聘和临聘本单位半年以上人员，不包括离退休人员、退职人员、离开本单位仍保留劳动关系人员、返聘和临聘不足 6 个月人员。

[填报指标] 药学专业技术人员数

【强制】逻辑校验

[药学专业技术人员数] ≤ [药学部门人员总数]

指标 2：每百张床位临床药师人数

说明：临床药师是指以系统药学专业知识为基础，并具有一定医学和相关专业基础知识与技能，直接参与临床用药，促进药物合理应用和保护患者用药安全的药学专业技术人员。

[填报指标] 临床药师总人数

【强制】逻辑校验

[临床药师总人数] ≤ [药学专业技术人员数]

指标 3：处方或用药医嘱审核率

说明：

（1）处方审核是指药学专业技术人员运用专业知识与实践技能，根据相关法律法规、规章制度与技术规范等，对医师在诊疗活动中为患者开具的处方，进行合法性、规范性和适宜性审核，并作出是否同意调配发药决定的药学技术服务。审核的处方包括纸质处方、电子处方和医疗机构病区用药医嘱单。

（2）药师审核住院患者用药医嘱条目数是指药品调配前药师对住院患者住院期间各种给药途径用药医嘱进行合法性、规范性和适宜性审核的总条目数。

（3）药师审核门诊处方数按真实情况实际填写，包括计算机软件审核通过的处方和计算机软件审核未通过后药师进行人工审核的处方；若无划价收费前审方系统和专职药师进行审方的环节，此项目填写"0"。

（4）门（急）诊处方总数是指门（急）诊处方数量总数。同一患者同一天在不同科室就诊，开具多张处方，分别计算。

[填报指标]药师审核门诊处方数

【强制】逻辑校验

[药师审核门诊处方数]≤[门诊处方总数]

[填报指标]门诊处方总数

[填报指标]药师审核急诊处方数

【强制】逻辑校验

[药师审核急诊处方数]≤[急诊处方总数]

[填报指标]急诊处方总数

【强制】逻辑校验

[急诊处方总数]≤[门诊处方总数]

[填报指标]药师审核住院患者用药医嘱条目数

【强制】逻辑校验

[药师审核住院患者用药医嘱条目数]≤[住院患者用药医嘱开具总条目数]

[填报指标]住院患者用药医嘱开具总条目数

指标4：处方点评率

说明：处方点评是根据相关法规、技术规范，对处方书写的规范性及药物临床使用的适宜性（用药适应证、药物选择、给药途径、用法用量、药物相互作用、配伍禁忌等）进行评价，发现存在或潜在的问题，制定并实施干预和改进措施，促进临床药物合理应用的过程。

[填报指标] 点评门诊处方数

【强制】逻辑校验

[点评门诊处方数] ≤ [门诊处方总数]

[填报指标] 点评急诊处方数

【强制】逻辑校验

[点评急诊处方数] ≤ [急诊处方总数]

[填报指标] 点评出院病历数

【强制】逻辑校验

[点评出院病历数] ≤ [出院患者人次数]

指标 5：处方点评合格率

说明：不合格处方包括不规范处方、用药不适宜处方及超常处方。

[填报指标] 点评合格的门诊处方数

【强制】逻辑校验

[点评合格的门诊处方数] ≤ [点评门诊处方数]

指标 6：住院患者药学监护率

说明：药学监护主要内容包括药学查房、制订监护计划、患者用药教育、药学会诊等在病历或药历中记录的数量。

[填报指标] 实施药学监护的住院患者人次数

【强制】逻辑校验

[实施药学监护的住院患者人次数] ≤ [出院患者人次数]

指标 7：重点监控合理用药药品消耗金额占比

说明：

（1）重点监控合理用药药品是指国家卫生健康委公布的《第一批国家重点监控合理用药药品目录（化药及生物制品）》和《第二批国家重点监控合理用药药品目录（化药及生物制品）》收录的药品。

（2）重点监控合理用药药品消耗金额和药品总费用以"万元"为单位进行计算。

（3）药品总费用是指本医疗机构用药供应目录（不包括中药饮片）中全部药品的消耗总金额（不含临时采购药品等），以万元为单位统计。

[填报指标] 重点监控合理用药药品消耗金额（万元）

【强制】逻辑校验

[重点监控合理用药药品消耗金额（万元）] < [药品总费用（万元）]

[填报指标] 药品总费用（万元）

指标 8：住院患者静脉用药情况

说明：

（1）静脉用药包括静脉滴注、静脉推注和泵入等。同一患者一次住院中使用多种静脉药物的记为 1 人次。

（2）中药注射剂指批准文号为国药准字"Z"开头的注射剂。

（3）止吐药主要是指 $5\text{-}HT_3$ 受体拮抗剂和 NK-1 受体拮抗剂类药物。

[填报指标] 住院患者使用静脉用药的人次数

【强制】逻辑校验

[住院患者使用静脉用药的人次数] ≤ [出院患者人次数]

[填报指标] 住院患者使用静脉输液的总数量（瓶 / 袋）

说明：住院患者使用静脉输液的总数量（瓶 / 袋）仅统计 ≥ 50ml 的溶媒和市售加药输液。

[填报指标] 住院患者使用静脉输液的总体积（ml）

说明：住院患者使用静脉输液的总体积（ml）仅统计 ≥ 50ml 的溶媒和市售加药输液。

[填报指标] 住院患者静脉使用中药注射剂的人次数

【强制】逻辑校验

[住院患者静脉使用中药注射剂的人次数] ≤ [出院患者人次数]

[填报指标] 住院患者静脉使用抗菌药物注射剂的人次数

【强制】逻辑校验

[住院患者静脉使用抗菌药物注射剂的人次数] ≤ [出院患者人次数]

[填报指标] 住院患者静脉使用质子泵抑制药注射剂的人次数

【强制】逻辑校验

[住院患者静脉使用质子泵抑制药注射剂的人次数] ≤ [出院患者人次数]

[填报指标] 住院患者静脉使用止吐药注射剂的人次数

【强制】逻辑校验

[住院患者静脉使用止吐药注射剂的人次数] ≤ [出院患者人次数]

指标 9：住院患者抗菌药物使用率

[填报指标] 住院患者使用抗菌药物的人次数

指标 10：住院患者抗菌药物使用强度

说明：住院患者抗菌药物使用量（累计 DDD 数）指医疗机构住院患者使用所有抗菌药物 DDD 数的和，其中某抗菌药物的 DDD 数是以该抗菌药物使用量除以 DDD 值计算，即克 /DDD 值。DDD 值来源于 WHO 药物统计方法合作中心提供的 ATC Index。对于未给出明确 DDD 值的抗菌药物，参照全国抗菌药物临床应用监测网提供的数据。

[填报指标] 住院患者抗菌药物使用量（累计 DDD 数）

指标 11：住院患者特殊使用级抗菌药物使用量占比

说明：特殊使用级抗菌药物是指按照《抗菌药物临床应用管理办法》，纳入特殊使用级管理的抗菌药物。具体品种见各医疗机构抗菌药物分级管理目录。

[填报指标] 住院患者特殊使用级抗菌药物使用量（累计 DDD 数）

【强制】逻辑校验

[住院患者特殊使用级抗菌药物使用量（累计 DDD 数）] ≤ [同期住院患者抗菌药物使用量（累计 DDD 数）]

指标 12：急诊患者糖皮质激素静脉输液使用率

[填报指标] 急诊患者静脉使用糖皮质激素的人次数

【强制】逻辑校验

[急诊患者静脉使用糖皮质激素的人次数] ≤ [急诊就诊人次数]

指标 13：用药错误报告率

说明：

（1）用药错误：药品在临床使用及管理全过程中出现的、任何可以防范的用药疏失，这些疏失可以导致患者发生潜在的或直接的损害。

（2）本次调查的用药错误是指"中国用药错误管理专家共识"四层九级分级中的 C-I 级，不包括客观环境或条件可能引发差错（差错隐患）和发生差错但未发给患者，或已发给患者但患者未使用的情况。各级用药错误包含在一起，不进行细化分类，但要注意区别不良反应。

（3）患者用药总人次数指门诊、急诊和住院的用药人次总和，住院患者一次出入院计为 1 人次。

[填报指标] 用药错误上报例数

【强制】逻辑校验

[用药错误上报例数] ≤ [患者用药总人次数]

[填报指标] 患者用药总人次数

指标 14：严重或新的药品不良反应上报率

说明：

（1）严重药品不良反应是指因使用药品引起以下损害情形之一的反应：导致死亡；危及生命；致癌、致畸、致出生缺陷；导致显著的或者永久的人体伤残或者器官功能的损伤；导致住院或者住院时间延长；导致其他重要医学事件，如不进行治疗可能出现上述所列情况的。

（2）新的药品不良反应：是指药品说明书中未载明的不良反应。说明书中已有描述，但不良反应发生的性质、程度、后果或者频率与说明书描述不一致或者更严重的，按照新的药品不良反应处理。

[填报指标] 严重或新的药品不良反应上报例数

【强制】逻辑校验

[严重或新的药品不良反应上报例数] ≤ [药品不良反应上报总例数]

[填报指标] 药品不良反应上报总例数

指标 15：患者次均药费

说明：

门、急诊就诊患者药品总费用：指门、急诊药费总收入，金额以零售金额（万元）计算，包括西药、中成药和医院制剂，不包括中药饮片。

[填报指标] 门诊就诊患者药品总费用（万元）

【强制】逻辑校验

[门诊就诊患者药品总费用（万元）] ≤ [药品总费用（万元）]

[填报指标] 急诊就诊患者药品总费用（万元）

【强制】逻辑校验

[急诊就诊患者药品总费用（万元）] ≤ [药品总费用（万元）]

附加信息

[填报指标] 填写人（必填 ★）

[填报指标] 部门 / 科室

[填报指标] 职务 / 职称

[填报指标] 手机号码（必填 ★）

[填报指标] 针对上述数据，医院需要说明的情况。

填写人声明：填写的数据真实、可靠，并可提供追踪检查！

附录三　二级指标计算方法及调查数据纳入排除标准

指标名称	指标计算	纳入标准	排除标准
药学专业技术人员占比	$\dfrac{药学专业技术人员数}{卫生技术人员数} \times 100\%$	1. 非缺失值 2. 药学专业技术人员数 ≠ 0 3. 卫生技术人员数 ≠ 0 4. 药学专业技术人员数/卫生技术人员数 ≤ 1	1. 缺失值 2. 药学专业技术人员数 =0 3. 卫生技术人员数 =0 4. 药学专业技术人员数/卫生技术人员数 > 1
每百张床位药学专业技术人员数	$\dfrac{药学专业技术人员数}{实际开放床位数} \times 100\%$	1. 非缺失值 2. 药学专业技术人员数 ≠ 0 3. 实际开放床位数 ≠ 0 且 ≤ 12 000	1. 缺失值 2. 药学专业技术人员数 =0 3. 实际开放床位数 =0 或 > 12 713
药师与医师之比	$\dfrac{药学专业技术人员数}{医师人数}$	1. 非缺失值 2. 药学专业技术人员数 ≠ 0 3. 医师人数 ≠ 0 4. 药学专业技术人员数/医师人数 ≤ 1	1. 缺失值 2. 药学专业技术人员数 =0 3. 医师人数 =0 4. 药学专业技术人员数/医师人数 > 1

指标名称	指标计算	纳入标准	排除标准
每百张床位临床药师人数	$\dfrac{临床药师总人数}{实际开放床位数} \times 100\%$	1. 非缺失值 2. 实际开放床位数 ≠ 0 且 ≤ 12 000 3. 临床药师总人数 / 药学专业技术人员数 ≤ 1	1. 缺失值 2. 实际开放床位数 =0 或 > 12 713 3. 临床药师总人数 / 药学专业技术人员数 > 1
住院患者药学监护率	$\dfrac{实施药学监护的住院患者人次数}{出院患者人次数} \times 100\%$	1. 非缺失值 2. 出院患者人次数 ≠ 0 3. 实施药学监护的住院患者人次数 / 出院患者人次数 ≤ 1	1. 缺失值 2. 出院患者人次数 =0 3. 实施药学监护的住院患者人次数 / 出院患者人次数 > 1
静脉用药集中调配医嘱干预率	医师同意对 PIVAS 医嘱用药适宜性进行修改的静脉用药集中调配医嘱条目数 / 同期 PIVAS 医嘱总条目数 × 100%	1. 非缺失值 2. 同期 PIVAS 医嘱总条目数 ≠ 0 3. 医师同意对 PIVAS 医嘱适宜性进行修改的药用药集中调配医嘱条目数 / 同期 PIVAS 医嘱总条目数 ≤ 1	1. 缺失值 2. 同期 PIVAS 医嘱总条目数 =0 3. 医师同意对 PIVAS 医嘱适宜性进行修改的药用药集中调配医嘱条目数 / 同期 PIVAS 医嘱总条目数 > 1

续表

指标名称	指标计算	纳入标准	排除标准
用药错误报告率	$\dfrac{用药错误上报例数}{患者用药总人次数} \times 100\%$	1. 非缺失值 2. 患者用药总人次数 ≠ 0 3. 用药错误上报例数/患者用药总人次数 ≤ 1	1. 缺失值 2. 患者用药总人次数 =0 3. 用药错误上报例数/患者用药总人次数 > 1
严重或新的药品不良反应上报率	$\dfrac{严重或新的药品不良反应上报例数}{患者用药总人次数} \times 100\%$	1. 非缺失值 2. 患者用药总人次数 ≠ 0 3. 严重或新的药品不良反应上报例数/患者用药总人次数 ≤ 1	1. 缺失值 2. 患者用药总人次数 =0 3. 严重或新的药品不良反应上报例数/患者用药总人次数 > 1
严重或新的药品不良反应上报占比	$\dfrac{严重或新的药品不良反应上报例数}{药品不良反应上报总例数} \times 100\%$	1. 非缺失值 2. 药品不良反应上报总例数 ≠ 0 3. 严重或新的药品不良反应上报例数/药品不良反应上报总例数 ≤ 1	1. 缺失值 2. 药品不良反应上报总例数 = 0 3. 严重或新的药品不良反应上报例数/药品不良反应上报总例数 > 1

指标名称	指标计算	纳入标准	排除标准
门诊处方审核率	$\dfrac{药师审核门诊处方数}{门诊处方总数} \times 100\%$	1. 非缺失值 2. 门诊处方总数 ≠ 0 3. 药师审核门诊处方数 / 门诊处方总数 ≤ 1	1. 缺失值 2. 门诊处方总数 =0 3. 药师审核门诊处方数 / 门诊处方总数 > 1
急诊处方审核率	$\dfrac{药师审核急诊处方数}{急诊处方总数} \times 100\%$	1. 非缺失值 2. 急诊处方总数 ≠ 0 3. 药师审核急诊处方数 / 急诊处方总数 ≤ 1	1. 缺失值 2. 急诊处方总数 =0 3. 药师审核急诊处方数 / 急诊处方总数 > 1
住院用药医嘱审核率	$\dfrac{药师审核住院患者用药医嘱条目数}{住院患者用药医嘱开具总条目数} \times 100\%$	1. 非缺失值 2. 住院患者用药医嘱开具总条目数 ≠ 0 3. 药师审核住院患者用药医嘱条目数 / 住院患者用药医嘱开具总条目数 ≤ 1	1. 缺失值 2. 住院患者用药医嘱开具总条目数 =0 3. 药师审核住院患者用药医嘱条目数 / 住院患者用药医嘱开具总条目数 > 1

续表

指标名称	指标计算	纳入标准	排除标准
门诊处方点评率	$\dfrac{\text{点评门诊处方数}}{\text{门诊处方总数}} \times 100\%$	1. 非缺失值 2. 门诊处方总数 ≠ 0 3. 点评门诊处方数／门诊处方总数 ≤ 1	1. 缺失值 2. 门诊处方总数 =0 3. 点评门诊处方数／门诊处方总数 > 1
急诊处方点评率	$\dfrac{\text{点评急诊处方数}}{\text{急诊处方总数}} \times 100\%$	1. 非缺失值 2. 急诊处方总数 ≠ 0 3. 点评急诊处方数／急诊处方总数 ≤ 1	1. 缺失值 2. 急诊处方总数 =0 3. 点评急诊处方数／急诊处方总数 > 1
住院用药医嘱点评率	$\dfrac{\text{点评出院病历数}}{\text{出院患者人次数}} \times 100\%$	1. 非缺失值 2. 出院患者人次数 ≠ 0 3. 点评出院病历数／出院患者人次数 ≤ 1	1. 缺失值 2. 出院患者人次数 =0 3. 点评出院病历数／出院患者人次数 > 1

续表

指标名称	指标计算	纳入标准	排除标准
门诊处方合格率	$\dfrac{\text{点评合格的门诊处方数}}{\text{点评门诊处方数}} \times 100\%$	1. 非缺失值 2. 点评门诊处方数 ≠ 0 3. 点评合格的门诊处方数 / 点评门诊处方数 ≤ 1	1. 缺失值 2. 点评门诊处方数 =0 3. 点评合格的门诊处方数 / 点评门诊处方数 > 1
重点监控合理用药药品消耗金额占比	$\dfrac{\text{重点监控合理用药药品消耗金额（万元）}}{\text{药品总费用（万元）}} \times 100\%$	1. 非缺失值 2. 药品总费用（万元）≠ 0 3. 重点监控合理用药药品消耗金额（万元）/ 药品总费用（万元）≤ 1	1. 缺失值 2. 药品总费用（万元）=0 3. 重点监控合理用药药品消耗金额（万元）/ 药品总费用（万元）> 1
门诊患者次均药费	$\dfrac{\text{门诊就诊患者药品总费用（万元）}}{\text{门诊就诊人次数}}$	1. 非缺失值 2. 门诊就诊人次数 ≠ 0	1. 缺失值 2. 门诊就诊人次数 =0

续表

指标名称	指标计算	纳入标准	排除标准
急诊患者次均药费	$\dfrac{急诊就诊患者药品总费用（万元）}{急诊就诊人次数}$	1. 非缺失值 2. 急诊就诊人次数 ≠ 0	1. 缺失值 2. 急诊就诊人次数 =0
住院患者静脉输液使用率	$\dfrac{住院患者使用静脉用药的人次数}{出院患者人次数} \times 100\%$	1. 非缺失值 2. 出院患者人次数 ≠ 0 3. 住院患者使用静脉用药的人次数 / 出院患者人次数 ≤ 1	1. 缺失值 2. 出院患者人次数 =0 3. 住院患者使用静脉用药的人次数 / 出院患者人次数 > 1
住院患者平均每床日静脉输液使用数量	$\dfrac{住院患者使用静脉输液的总数量（瓶/袋）}{全院平均住院天数 \times 出院患者人次数}$	1. 非缺失值 2. 全院平均住院天数 ≠ 0 且 ≤ 365 3. 出院患者人次数 ≠ 0 4. 住院患者使用静脉输液的总数量（瓶/袋）/（全院平均住院天数 × 出院患者人次数）≤ 10	1. 缺失值 2. 全院平均住院天数 =0 或 > 365 3. 出院患者人次数 =0 4. 住院患者使用静脉输液的总数量（瓶/袋）/（全院平均住院天数 × 出院患者人次数）> 10

续表

指标名称	指标计算	纳入标准	排除标准
住院患者平均每床日静脉输液使用体积	住院患者使用静脉输液的总体积（ml）/（全院平均住院天数 × 出院患者人次数）	1. 非缺失值 2. 全院平均住院天数 ≠ 0 且出院患者人次数 ≠ 0 ≤ 365 3. 出院患者人次数 ≠ 0 4. 住院患者使用静脉输液的总体积（ml）/（全院平均住院天数 × 出院患者人次数）≤ 2000	1. 缺失值 2. 全院平均住院天数 =0 或出院患者人次数 =0 > 365 3. 出院患者人次数 =0 4. 住院患者使用静脉输液的总体积（ml）/（全院平均住院天数 × 出院患者人次数）> 2000
住院患者中药注射剂静脉输液使用率	住院患者静脉使用中药注射剂的人次数 / 出院患者人次数 × 100%	1. 非缺失值 2. 出院患者人次数 ≠ 0 3. 住院患者静脉使用中药注射剂的人次数 / 出院患者人次数 ≤ 1	1. 缺失值 2. 出院患者人次数 =0 3. 住院患者静脉使用中药注射剂的人次数 / 出院患者人次数 > 1
住院患者抗菌药物注射剂静脉输液使用率	住院患者静脉使用抗菌药物注射剂的人次数 / 出院患者人次数 × 100%	1. 非缺失值 2. 出院患者人次数 ≠ 0 3. 住院患者静脉使用抗菌药物注射剂的人次数 / 出院患者人次数 ≤ 1	1. 缺失值 2. 出院患者人次数 =0 3. 住院患者静脉使用抗菌药物注射剂的人次数 / 出院患者人次数 > 1

续表

指标名称	指标计算	纳入标准	排除标准
住院患者质子泵抑制药注射剂静脉输液使用率	$$\frac{住院患者静脉使用质子泵抑制药注射剂的人次数}{出院患者人次数} \times 100\%$$	1. 非缺失值 2. 出院患者人次数 ≠ 0 3. 住院患者静脉使用质子泵抑制药注射剂的人次数 / 出院患者人次数 ≤ 1	1. 缺失值 2. 出院患者人次数 = 0 3. 住院患者静脉使用质子泵抑制药注射剂的人次数 / 出院患者人次数 > 1
住院患者止吐药注射剂静脉输液使用率	$$\frac{住院患者静脉使用止吐药注射剂的人次数}{出院患者人次数} \times 100\%$$	1. 非缺失值 2. 出院患者人次数 ≠ 0 3. 住院患者静脉使用止吐药注射剂的人次数 / 出院患者人次数 ≤ 1	1. 缺失值 2. 出院患者人次数 = 0 3. 住院患者静脉使用止吐药注射剂的人次数 / 出院患者人次数 > 1
住院患者抗菌药物使用率	$$\frac{住院患者使用抗菌药物的人次数}{出院患者人次数} \times 100\%$$	1. 非缺失值 2. 出院患者人次数 ≠ 0 3. 住院患者使用抗菌药物的人次数 / 出院患者人次数 ≤ 1	1. 缺失值 2. 出院患者人次数 = 0 3. 住院患者使用抗菌药物的人次数 / 出院患者人次数 > 1

续表

指标名称	指标计算	纳入标准	排除标准
住院患者抗菌药物使用强度	$$\frac{住院患者抗菌药物使用量（累计 DDD 数）}{全院平均住院天数 \times 出院患者人次数} \times 100\%$$	1. 非缺失值 2. 全院平均住院天数 ≠ 0 且 ≤ 365 3. 出院患者人次数 ≠ 0 4. 住院患者抗菌药物使用量（累计 DDD 数）/（全院平均住院天数 × 出院患者人次数）≤ 200	1. 缺失值 2. 全院平均住院天数 =0 或 > 365 3. 出院患者人次数 =0 4. 住院患者抗菌药物使用量（累计 DDD 数）/（全院平均住院天数 × 出院患者人次数）> 200
住院患者特殊使用级抗菌药物使用量占比	$$\frac{住院患者特殊使用级抗菌药物使用量（累计 DDD 数）}{住院患者抗菌药物使用量（累计 DDD 数）} \times 100\%$$	1. 非缺失值 2. 住院患者抗菌药物使用量（累计 DDD 数）≠ 0 3. 住院患者特殊使用级抗菌药物使用量（累计 DDD 数）/住院患者抗菌药物使用量（累计 DDD 数）≤ 1	1. 缺失值 2. 住院患者抗菌药物使用量（累计 DDD 数）=0 3. 住院患者特殊使用级抗菌药物使用量（累计 DDD 数）/住院患者抗菌药物使用量（累计 DDD 数）> 1